스테판 밀러(Stephen Miller)는 은퇴한 언어재활사로, 치매와 그것이 의사소통에 미치는 영향에 특별한 관심을 갖고 있다. 그는 치매로 인한 어려움, 환자와 가족이 겪는 좌절감을 직접 목격했다. 또 치매로 진단받은 노인 및 보호자를 대상으로 기억과 의사소통에 미치는 영향에 대해 강연하기도 했다.

이밖에, 알츠하이머 스코틀랜드(Alzheimer Scotland)에서 자원 봉사를 하며 초기 치매 환자를 지원하고 있다.

Constable & Robinson 발행

삶을 위한 건강한 식생활

홈 허브

우울증과 절망에 도전하기

불안 극복을 위한 365단계 영성 실천법

상담 기술 배우기

88가지 한의학 비법으로 상처 치유하기

치매 노인과 의사소통하기

스테판 밀러

ROBINSON

치매 노인과 의사소통하기

첫째판 1쇄 인쇄 | 2025년 7월 30일
첫째판 1쇄 발행 | 2025년 8월 13일

지 은 이 Stephen Miller
옮 긴 이 이미숙
발 행 인 장주연
출판기획 임경수
책임편집 이규빈
편집디자인 조원배
표지디자인 김재욱
발 행 처 군자출판사(주)
등록 제4-139호(1991. 6. 24)
본사 (10881) **파주출판단지** 경기도 파주시 회동길 338(서패동 474-1)
전화 (031) 943-1888 팩스 (031) 955-9545
홈페이지 | www.koonja.co.kr

Communicating Across Dementia by Stephen Miller

ISBN 979-11-7068-283-7 (93510)
정가 14,000원

펫에게,

당신은 내게 많은 것을 주었습니다.

'생각을 표현하는 것은 더없이 소중한 일입니다.'

Sally Magnusson(『 Where Memories Go 』)

역자 서문

불확실성으로 가득한 인간의 삶에서 유일하게 자명한 사실 하나가 있다. 바로 노화와 죽음. 우리는 늙음을 피할 수 없고 생명체로서의 기력이 쇠잔해 가는 것을 막을 길이 없다. 이 불가항력의 진리 앞에서 우리는 어떻게 살아가야 할까? 오늘을 한껏 즐겨야 할까? 혹은 생을 조금이라도 연장하고자 부단히 애써야 할까?

이 책의 저자인 스테판 밀러는 생이 다하는 날까지 '존엄'을 지키는 일의 중요성을 강조한다. 몸이 뜻대로 움직여 주지 않아도, 기억과 언어가 과거와 달라져도, 우리에게는 인간으로서의 존엄을 유지할 권리가 있다는 것이다. 동시에 사랑하는 가족과 친구의 낯선 모습 곁에서, 이들의 존엄을 끝까지 지켜 줄 의무 또한 지닌다고 강조한다.

존엄을 지키기 위한 갖가지 방법들 중 이 책에서 가장 강조하는 바는 다름 아닌 '의사소통'이다. 예컨대 치매 때문에 기억과 언어를 잃어 가는 이에게도 세상과의 소통은 필수다. 환자를 돌보는 가족이나 간병인이 전문가의 소견을 경청하고 의사소통에 최적화된 환경을 조성하는 일은 그 무엇보다 중요한 과업이다.

이 책의 가장 큰 장점은, '의사소통'이라는 과업을 고민하는 이들에게 간략하면서도 핵심적인 정보를 제공한다는 점이다. 먼저 1장과 2장에서 치매에 관해 간략히 개괄한 후, 3~6장을 통해 원활한 의사소통에 이르는 방법들을 소개한다. 7장부터 10장까지는 다양한 활동 사례, 유용한 도구, 실질적인 문제 해결 방안을 다룬다. 마지막으로 11~12장에서는 생애 마지막을 위한 준비와 시설 입소에 관한 정보를 논의한다.

이 책이 나오기까지 함께 달려와 준 편집자와 출판사 측에 깊은 감사를 전한다. 노화라는 화두가 더 이상 낯설지 않은 모든 이들에게 이 책이 조금이나마 도움이 되기를 희망한다.

역자 이미숙

역자 소개

이미숙

고려대학교 불어불문학 학사

연세대학교 언어병리학 석사

연세대학교 언어병리학 박사

전 우송대학교 언어치료·청각재활학부 초빙교수

전 공주대학교 특수교육대학원 언어재활전공 객원교수

현 한림국제대학원대학교 청각언어치료학과 교수

주요 저서 및 역서

『신경언어장애 용어집』(학지사, 2020, 공저), 『인지-의사소통장애: 정보 처리 접근』(학지사, 2020, 공역), 『노화와 인지-의사소통』(군자출판사, 2021), 『인지-의사소통장애 간편검사』(인싸이트, 2021, 공저), 『치매와 인지-의사소통: 인간 중심 재활』(학지사, 2022, 공역; '23 세종 우수학술도서), 『당신의 언어 나이는 몇 살입니까?』(남해의봄날, 2023; '24 세종 우수교양도서), 「작업기억 기반 인지-의사소통 워크북 1~3」 (학지사, 2025, 공저)

목차

1
도입

치매에 걸렸거나 발병 가능성이 있다는 말을 듣는 순간부터 치매라는 긴 여정이 시작된다. 하지만 이는 치매 환자만의 여정이 아니다. 일정 기간 동안 당신도 함께하기 때문이다. 치매는 일상생활에 큰 영향을 미칠 뿐 아니라 시간이 갈수록 당신의 도움과 지원이 더 필요해진다.

그렇다면 당신은 누구인가? 아내, 남편, 딸, 아들, 손자, 친척 혹은 친한 친구일 수 있다. 환자의 동거인이나 이웃, 정기적으로 또는 가끔씩 방문하는 사람일 것이다.

어쩌면 지인에게 영향을 줄 만한 매우 시사적인 주제에 흥미를 느끼는 사람일지 모른다.

이 책은 주로 의사소통과 그것의 필수 요소인 인간의 상호 작용을 다룬다. 둘 다 치매 환자의 생명줄이 되어 걱정, 희망, 생각, 기억 등을 전달하는 데 기여한다. 치매는 의사소통 능력을 변화시키고 방해하며, 시간이 갈수록 그 정도가 더 커진다.

이 책에서는 치매 환자의 의사소통 능력과 경험을 최대한 오래 유지하고 향상시킬 수 있는 다양한 방법을 소개한다. 이는 환자와 보호자가 흔히 겪는 스트레스를 줄이는 데 도움이 될 것이다. 치매는 여러 모로 삶에 영향을 미치는데, 의사소통이 원활할수록 삶의 질이 높다.

물론 대화도 중요하지만, 이 책에서는 매우 광범위한 의미의 의사소통을 위한 표현과 이해를 포괄한다. 즉 인간의 감각을 통해 경험하는 모든 것을 뜻한다.

- 사진 보기, 사람 구경하기
- 표지판이나 신문 읽기
- 영화 감상하기
- 음악 또는 새소리 듣기
- 옷 고르기
- 고양이 쓰다듬기, 반죽 치대기
- 향 맡기
- 어릴 때 좋아했던 음식 먹기
- 사랑하기
- 유언장 내용 고민하기

이외에도 많은 것이 포함된다.

친근한 미소, 엄지척, 어깨에 팔 두르기 등 비언어적 의사소통도 무궁무진하다. 이외에 다양한 방법으로 상대방에게 정보를 전달할 수 있다. 예를 들어 집안 곳곳에 달력, 표지판, 시간대별 조명 등을 눈에 띄지 않게 비치한다.

이런 식으로 사물을 보기 시작하면 소통을 향상시키는 실용적이고 효과적인 기회가 많다는 사실을 알게 된다. 환자 스스로 이를 활용하고자 해도 질환이 진행될수록 당신의 도움이 더 많이 필요해진다.

항상 긍정적인 면을 강조하는 것이 중요하다. 환자는 치매로 인해 '할 수 없는 일'에 대해 지나치게 자주 듣는데, 오히려 '할 수 있는 일'을 찾아 활용하도록 격려해야 한다.

최근 몇 년간 치매에 대한 언론 보도가 많았다. 현재 치매 환자 수는 상당한 규모이며 지속적으로 증가하는 추세다. 이는 질환에 대한 인식의 증대, 조기 진단, 수명 연장 등 단순한 원인 때문일 수 있다. 치매로 진단받거나 추정된 시점을 기준으로 이미 한참 전부터 발병했을 가능성이 높다. 이상하거나 평소 성격에 어긋났던 과거의 사건을 떠올리며 그것이 치매의 시작이었음을 깨닫기도 한다.

몇 년 안에 영국의 치매 환자는 상당수로 증가할 것이다. 가장 흔한 치매는 알츠하이머병(Alzheimer's disease)에 기인하는데, 전체의 약 60%를 차지한다. 뇌에 혈액을 공급하는 데 문제를 일으키는 혈관성 치매(vascular dementia)는 약 20% 정도다. 이밖에 덜 보편적인 유형도 있다. 치매의 유형과 증상, 특징에 관한 세부 정보는 알츠하이머협회(Alzheimer's Society) 등의 웹사이트에서 찾아볼 수 있다. 치매는 노년기에 발병할 확률이 높지만, 50대나 60대 초반에 시작되는 경우도 적지 않다.

과거의 치매

비교적 최근까지도 치매에 대한 부정적인 시각이 많았다. 치매를 '이미 죽었으나 몸만 살아 있는 상태'로 여기기도 한다. 요양원에서는 '환자와 제대로 소통하기가 어렵다.'며 무시하거나, 돌아다니는 환자를 유리그릇 속의 금붕어에 비유한다. 결국 환자의 신체적 욕구만 충족시킬 뿐 고립감이나 외로움, 자극에 대한 욕구는 거의 묵살되어 왔다. '치매 피해자'와 같은 부정적 표현이 널리 사용되는 것도 무력하고 절망적인 노인으로 치부하는 경우가 많기 때문이다. 이러한 태도는 환자가 경험한 갖가지 사건들을 쉽게 외면하도록 만든다.

당신도 이런 대접을 받고 싶은가?

젊었을 때 나는 의도치 않게 치매를 접하게 되었다. 1970년 학교를 졸업하고 글래스고에 있는 병원에서 여름 아르바이트를 했는데, 환자를 옮기고 바닥을 청소하는 일이 주 업무였다. 요즘에는 상상도 할 수 없지만 간호조무사로 일하며 여러 환자를 돌본 적도 있다.

내가 일한 병원은 빅토리아 시대와 유사했다. 더 이상 해 줄 수 있는 일이 없을 때 병원은 '환자를 버리는 쓰레기통'에 불과했다. 이들 중 상당수가 치매를 앓고 있었다. 우울한 곳이었고, 무엇보다 환자에게 어떤 종류의 자극도 제공하지 않았다. 그저 아침에 일어나 옷을 입히고 씻기고 의자에 앉힌 다음 온종일 허공을 응시하도록 내버려두는 게 전부였다. 주요 일과가 차 마시기, 식사, 약 복용에 불과하다니 실로 놀라울 따름이다. 병원은 이런 식으로 환자를 대하는 것에 문제가 없다고 판단했다.

면회 시간은 최악이었다. 친척과 친구 들이 거의 오지 않아 직원이 환자와 잠깐씩 대화하곤 했다. 당시에 누군가 환자를 인간으로서 존중하고 자극을 제공하거나 소통을 개선해야 한다고 제안했다면 병원은 매우 당황했을 것이다.

효율적인 전기 시스템과 안정적인 냉온수를 제외하면, 20세기 초 알츠하이머 박사가 환자를 치료하던 프랑크푸르트 정신병원과 별반 다르지 않았다.

변화

이후로 많은 것이 긍정적으로 바뀌었다. 질환에 대한 홍보 덕분에 대중적으로 많이 알려지게 되었다. 리 프래쳇, 로널드 레이건, 아이리스 머독, 리타 헤이워스, 프루넬라 스케일스 등 유명 인사들의 기여가 낙인을 줄이는 데 도움이 되었다. 환자의 심리적·정서적 요구에 대한 관심이 높아졌을 뿐 아니라 양질의 치료를 받을 권리가 다양한 법령과 정부 계획안에 명시되었다.

가장 중요한 발전 중 하나는, 환자를 단순히 관리하는 게 아니라 존중받아야 할 인간으로서 최대한 오래, 적극적으로 세상에 참여하도록 돕게 된 점이다. *의사소통 능력을 증진하면 이 같은 목표를 보다 쉽게 달성할 수 있다.*

조기 진단, 약물 효과, 치료법을 고민하는 뛰어난 과학 연구자들의 성과는 매우 인상적이며, 앞으로 훨씬 더 발전해 나갈 것이다. 그러므로 여기서는 다음과 같은 문제에 중점을 두고자 한다.

치매 환자와 돌봄 인력의 삶을 개선하기 위해 지금 당장 할 수 있는 일을 제시하고, 거의 모든 측면의 의사소통 기능을 증진할 방안을 모색할 것이다. 현재 다양한 분야의 전문가들이 이를 달성하기 위해 열심히 노력하고 있다.

역할 고민하기

당신의 최측근, 특히 배우자나 부모님이 치매로 진단받거나 추정되는 상황일 때 당신이 어떤 역할을 할 수 있을지 고민해야 한다. 이는 환자를 돌보면서 맞닥뜨리게 된 역할을 뜻한다. 돌봄에 대해 흔히 다음과 같이 가정하는 경향이 있다.

1. 당신은 항상 그를 사랑했고 매우 잘 지내 왔다.
2. 환자의 삶을 개선할 방법을 고민할 시간이 충분하다.

때로는 이러한 가정이 사실일 수 있다. 예컨대 치매를 앓는 친척을 돌보는 일이 인생의 주된 사명이라 여길지 모른다. 몇 년 전에 만난 한 여성이 바로

그런 분이다. 그의 남편은 특히 공격적인 성향의 환자였다. 발병 전에는 항상 좋은 남편이었기에 이제 '보상'의 시간이 왔다고 생각했다. 그러나 실제로는 친구나 가까운 친척도 헌신하는 게 쉽지 않은데, 이에 대해 죄책감을 느낄 필요는 없다.

당신은 책임져야 할 일이 많고, 돈이나 자녀, 직장, 본인과 배우자의 건강 등이 염려되는 나이일 수 있다. 세 형제자매 중 한 명은 몇 년 전 이민을 갔고 한 명은 다른 지역에 사는 상황일지 모른다. 그러니 당신이 부담을 느끼는 것은 어쩌면 당연한 일이다. 당신에게 주어진 많은 역할이 불공평하다고 여겨질 수 있다. 환자와 친밀한 관계가 아니거나 특별히 좋아하지 않았을 가능성도 있다.

이러한 상황에서는 분노가 솟구치기 마련이다.

이 중 어느 것에도 해당되지 않을 수 있다. 그렇다면 당신은 소수 집단에 속하는 경우다. 상황이 어떻든 당신의 역할을 고민할 때 몇 가지 염두에 둘 사항이 있다.

치매 환자가 당신의 인생에서 중요한 인물이었으나, 지금은 생명을 위협하는 질환을 앓고 있으며 당신의 도움이 절실하다. 당신의 힘으로 그의 삶을 개선할 수 있다.

치매 환자를 돌보는 일에 준비되어 있지 않을 가능성이 높다. 이유가 무엇일까? 두 사람은 돌봄이 필요 없는 정상적인 관계로서 함께 일하고 영화관에 가고 가족 행사를 즐기고 농담과 눈물을 나누거나 갈등했을 것이다. 하지만 의료 전문가가 아닌 이상 암부터 운동신경 질환까지 다양한 질환에 대해 그 누구도 제대로 준비되어 있지 않다.

이제 모든 것이 바뀌었다. 힘든 일이기도 하다. 하지만 당신이 처한 상황

은 누구나 직면할 수 있는 일임을 기억하자.

치매 환자는 당신이 오랫동안 알고 지내던 사람이다. 노인들이 말하길 마음만큼은 스물한 살 때와 똑같다고 한다. 당신도 그렇지 않은가? 환자 역시 마찬가지다. 다만 시간이 지남에 따라 그를 대하기가 점점 더 어려워질 뿐이다. 치매로 인한 어려움은 정상적인 노화와는 크게 다르기 때문에 상당한 적응이 필요하다. 큰 도전이겠지만 그가 여전히 같은 자리에 있음을 잊지 말아야 한다.

이러한 사실을 받아들이고 최대한 많은 시간을 할애해야 한다. 그 러면 틀림없이 긍정적인 변화를 불러올 수 있다.

예상치 못한 이점

치매 환자와 함께 시간을 보내면 그를 더 잘 알 수 있는 기회가 된다. 부모가 당신의 10대 시절을 힘겨워했을지 모른다는 죄책감이 들 수 있다. 생일을 잊은 적이 있는가? 그의 어린 시절이나 육아의 어려움을 이해하지 못했는가? 이제 당신은 그의 관점에서 세상을 바라보고, 과거의 어려움이나 분노를 비로소 이해할 수 있다. 누구에게나 부모님과 잘 지내고 싶은 마음이 있다. 환자와의 친밀한 접촉은 과거를 긍정적으로 돌아볼 기회를 제공한다.

환자가 부모 중 한 명인 경우 그는 당신이 태어난 이후의 많은 것을 알고 있다. 그는 당신과 당신의 어린 시절에 대해 미처 모르던 것까지 알고 있다. 함께 지내는 과정에서 이러한 정보를 발견하기도 한다. 치매로 인해 기억력이 손상되는 것은 사실이나, 오래 전의 기억은 대체로 보존된다. 스스로 표현할 수 있도록 도와주면 그의 생애를 더 잘 파악할 수 있다. 치매가 진행되면서 기억력이 나빠질수록 자신의 일부를 잃어버리게 된다. 이것이 바로 인생이다. 그러니 지금 그와 함께해야 할 이유가 더욱 명확해진다.

오랫동안 보지 못했던 친척이나 친구들을 만나게 된다. 가까운 친척이나 친구의 돌봄 과정에서 이 같은 만남이 자주 발생한다. 이로 인해 오랜 유대가 강화되고 새로운 관계가 형성되기도 한다.

의사소통을 개선할 방법을 찾는 것은 매우 보람 있는 활동이다. 문제가 되는 상황을 살펴보고 이를 개선하기 위한 계획을 세운 다음 실제로 적용해 본다. 이 과정에서 변화하는 모습을 지켜보며 만족감을 느낄 수 있다. 환자를 괴롭히거나 즐겁게 하는 활동, 생각을 명확히 표현하는 방법 등 의사소통 능력을 향상시킬 수 있는 방안을 찾아내면 돌봄과 관리가 쉬워지고 전반적인 스트레스를 줄이는 데 도움이 된다.

중요한 기술을 습득할 수 있다. 돌봄을 위한 도움과 지원이 절실한 상황에서 환자의 삶의 질을 개선하는 기술을 습득하면 유급 또는 자원 봉사를 통해 보람 있는 일을 할 가능성이 열린다.

경험을 쌓은 후에는 **당신의 생각과 조언이 큰 도움이 될 것이다**. 치매 유병률이 증가함에 따라 돌봄에 어려움을 겪는 이들이 많아지고 있다. 치매가 진행될 때 자택에 오래 머물수록 만족도와 안도감이 높아진다고 알려져 있다(나도 동의함). 상황을 보다 쉽게 관리하고 스트레스를 최소화하기 위한 노력이 이러한 목표를 달성하는 데 도움이 된다. 모든 치매 환자가 1-2년만 더 집에 머물러도 상당한 이점을 얻을 수 있다.

이렇듯 긍정적인 면이 많음에도 불구하고 몇 가지 어려움은 불가피하다.

어려움

- 질환의 특성상 혼돈과 건망증이 심해지고, 같은 질문이나 말을 반복하며, 점점 더 많은 주의가 필요해진다. 아무리 의지가 강해도 이는 매우 부담스

러운 일이다.

- 무언가를 시작하는 능력이 점점 더 떨어지고 의욕이 없어 보일 때도 있다. 이는 약물 치료로 인해 더 악화될 수 있다. 예전에 즐겼던 일을 별로 하고 싶어 하지 않는다는 인상을 주기도 한다. 모두가 그렇지는 않지만, 이 같은 증상을 개선하기 위한 노력이 필요하다. 안타깝게도 여전히 상당수의 환자들이 의미 있는 활동이나 자극 없이 오랜 시간 방치되고 있다. 당신이라면 어떻게 느낄까?
- 암과 달리 치매 환자와는 생각이나 감정을 일일히 공유하고 얘기할 수 없다.
- 과거에 알고 지내던 사람, 친구나 먼 친척 중 일부는 환자와 연락을 지속하기 싫어할 수 있다. 편하고 즐거웠던 예전과 달리 서로 간의 관계가 변하는 것이다. 환자와의 소통을 불편해하거나 방법 자체를 모를 수 있다. 혹은 자신의 건강이나 가족 문제를 우선적으로 신경 써야 할 나이일지 모른다. 물론 충분히 이해할 만하다. 한편으로는 당신의 역할이 더욱 중요하고 가치 있다는 뜻이기도 하다.
- 다양한 관리 및 재정 문제가 발생하면서 가족 간에 긴장과 마찰이 일어날 수 있다.
- 무엇보다 인생에서 가장 소중한 사람 중 하나가 눈앞에서 한없이 변해 가는 모습을 지켜보는 심정은 비참하고도 슬플 것이다. 잘 알던 사람이 점차 안개 자욱한 모래 속으로 가라앉아 자신의 일부를 집어삼키는 것처럼 느껴지기도 한다.

하지만 치매에 대한 대중적인 인식이 높아지면서 돌봄 인력의 필요성을 더 잘 이해하게 되었다. 특히 의사소통 기능의 향상을 고민할 때 다른 이들과의 협업이 중요하다는 점을 기억해야 한다. 당신과 환자만 참여하는 경우가 많지만 도움을 줄 만한 다른 이들도 있기 때문이다. 예를 들어 기꺼이 참여하려는 친구와 친척, 의료 전문가 등 환자 및 돌봄 인력을 위한 수많은 지원군이 있다. 부담을 분산하라. 또한 정기적으로 휴식 시간을 가지면 환자를 더 잘 도울 수 있다.

핵심 사항

의사소통에 있어 *치매 환자는 자신의 방식을 바꿀 수 없다*는 점을 이해해야 한다.

말을 여러 번 반복하고, 미묘한 농담을 더 이상 이해할 수 없으며, 예전처럼 영화 줄거리를 따라가지 못한다. 채소를 쉽게 썰지 못하며, 종종 무례하고 배려심 없이 행동할 수도 있다. 이는 좌절과 실망을 주지만 환자가 어찌할 수 없는 일이다.

따라서 *변화해야 할 사람은 바로 당신*이다.

인간으로서 동등하고 가족이나 다른 이들과의 관계가 이론상으로는 그대로지만, 환자의 상태가 악화됨에 따라 당신 주변의 관계를 재정의할 필요가 있다. 대체로 당신은 동등한 성인 파트너에서 점차 변화해 특별한 친구이자 조력자 같은 존재가 된다. 환자의 상태를 살피면서 상호 작용하는 방식을 조정할 준비도 해야 한다. 환자는 취약한 상태이므로 존엄이 유지되도록 사려 깊고 책임감 있는 변화를 시도하는 것이 바람직하다.

이러한 기본 사항과 더불어 의사소통에 관해 숙지해야 할 메시지는 바로 '*기존 방식은 더 이상 통하지 않는다*'이다.

유명한 문구를 변용하자면 '과거는 다른 나라 이야기'일 뿐이다. 예전에는 세련된 농담을 주고받거나 정치와 축구에 대해 논쟁을 벌이고, 미술관 관람, 카드 게임, 식사 등 무수히 많은 것을 함께했을지 모른다. 환자가 좋아하던 것을 계속하도록 돕고 싶고, 그럼으로써 최선을 다하고 있다고 느낄 때도 있다.

초기에는 이러한 희망이 잘 실현되지만, 치매가 진행됨에 따라 더 이상 그럴 수 없게 된다.

이는 좌절감, 짜증, 심지어 낙담으로까지 이어진다. '그래도 그는 항상 내 농담을 좋아했어.'라거나 '언제나 그 프로그램을 좋아했었는데.'라고 생각할 수 있다. 이런 순간 빨간색 경고등이 켜져야 한다. 슬프지만 상황은 변했고 점점 더 악화되리라는 사실을 받아들일 필요가 있다. 그리고 나서 환자를 대하는 방식을 바꾸는 게 바람직하다.

그렇다고 해서 모든 게 절망적이지는 않다. 오히려 그 반대다. 의사소통 기능을 유지할 방법은 무수히 많다. 하지만 의사소통 전반에 접근하는 방식을 변경하고 재구성하며 재고할 필요가 있다.

효과적이지 않거나 문제가 있는 상황을 검토한 다음 신중히 변경 또는 조정하는 기술(일명 '요령')을 습득하는 것이 중요하다. 이는 보다 효과적으로 소통하고 최대한 오래 즐거운 활동에 참여하도록 돕는다. 평소 경찰 드라마를 즐겨 보던 치매 환자는 더 이상 줄거리를 따라가기가 어렵고 이로 인해 속상해 할 수 있다. 그럼에도 프로그램을 계속 보여 주는 일이 유익하거나 친절한 행위로 여겨질지 모른다. 이는 잘못된 가정이다. 주의가 산만해지고 안절부절못하며 도중에 중단한다면 조치를 취해야 한다.

과거의 방식은 더 이상 효과가 없으며, 같은 일을 반복적으로 시도하는 것은 실패에 대한 기억을 떠올려 환자를 화나게 할 수 있다.

자연 관련 DVD나 즐겁게 볼 만한 옛날 홈 비디오를 활용하기도 하는데, 이를 통해 환자의 인지 부담을 최소활 수 있기 때문이다.

이러한 조치는 모욕적이거나 무시하는 태도가 아니라 현실을 인정하는

것일 뿐이다.

치매로 인해 과거에 쉽게 하던 일을 적절히 조정하는 능력을 점차 상실한다. 그러므로 당신의 도움이 필요하다. 스스로를 무가치하거나 무시당한다고 여기지 않도록 배려하고 고민하면서 새로운 방식을 시도해야 한다.

이 책은 의사소통 전반에 접근하는 방식을 바꾸는 데 자신감을 갖도록 다양한 전략과 아이디어를 제공한다.

명심해야 할 점은, 개인차가 있지만 치매 진단 또는 추정 후 상당 기간 동안 정상에 가까운 생활을 한다는 사실이다.

이 책에 실린 많은 제안과 전략은 초기 단계를 넘어선 치매 환자를 대상으로 한다.

실질적으로 도움이 되는 몇 가지 핵심 사항이나 아이디어만 취해도 충분히 가치 있을 것이다. 가까운 이와 치매라는 여정을 함께하는 것은 때로 힘든 일인데, 애써 그렇지 않은 척해서는 안 된다. 다른 인생사처럼 치매 역시 그 영향력을 줄이고 오랫동안 높은 삶의 질을 누릴 수 있는 방법이 많다.

2
의사소통 시 기억력의 핵심 역할

기억력과 정신 처리 능력의 손상은 치매로 인한 어려움 중 가장 핵심적이다. 특히 일상생활을 해 나가기 위해서는 기억력에 대한 자문이 필요하다.

기억 체계는 여러 섹션으로 구성된 매우 정교하고 거대한 서류 캐비닛과 같다. 인간은 정보를 받아들이고 평가한다. 가까운 친척의 전화번호, 휴가지, 첫 아이가 태어났을 때의 감정, 선호하는 저녁 식사와 맛, 좋아하는 영화 장면, 사실, 싫어하는 것, 감정적 상처, 특정 행동법 등 중요한 정보는 장기기억에 저장된다. 장기기억 저장소의 용량은 무한해 보인다. 치매 환자는 기억 체계가 효율적으로 작동할 때 정보를 저장했기 때문에 보다 오래 전의 일을 기억하는 경향이 있다. 예컨데 강렬한 감정적 사건이나 시, 암기했던 것들이 가장 오래 남아 있다.

어제 상점에서 만난 사람, 어제 저녁 식사 메뉴, 어느 오후 친구나 건강 전문가의 정기 방문과 같이 덜 중요한 정보를 기억하기 위한 섹션도 있다. 건강할 때는 이러한 정보를 끄집어 내는 일이 쉽고 빠르다. 거의 자동적으로 순식간에 이루어진다. 하지만 치매 환자는 정보를 저장하고 기억하는 능력이 손상되므로, 이러한 유형의 단기기억이나 최근기억(recent memory)이 가장 먼저 영향을 받아 엄청난 좌절감을 안겨 준다.

간단한 질문에 답하는 데에도 많은 정신적 처리와 기억력이 필요하다. 친구가 '퇴근 후 킹스 암스에서 술 한잔할래?'라는 문자 메시지를 보내면 답장을 작성해야 한다. 이때 다음과 같은 과정이 뒤따른다.

◆ 상대방이 사용한 단어를 인식한다.
◆ 술집, 와인 한 잔, 킹스 암스 등을 머릿속에 저장된 이미지와 연결한다.
◆ 피곤한 상태, 수다 떨고 싶은 상태, 결정할 수 없지만 설득될 만한 상태 등 자신의 기분을 평가한다.
◆ 술집까지 가는 방법을 생각한다.
◆ 시간이 충분한지 고려한다.
◆ 최근 외출 빈도에 따라 파트너가 어떻게 생각할지 따져 본다.

이외에도 훨씬 더 많은 과정이 필요하다.

모든 과정을 거친 후에는 결정을 내리고 메시지에 응답해야 한다. 이때 의식적이고 자동적으로 기억을 참조하게 되며, 복잡한 정신적 처리가 수반된다.

◆ 어떻게 답해야 하는가?
◆ 휴대폰은 어떻게 사용하는가?
◆ 술집에 얼마나 오래 머물러야 하는가?
◆ 주차장은 어떠한가?
◆ 음식은 어떻게 주문하는가?

기타 등등.

치매가 없다면 이러한 과정은 단 몇 초 만에 자동적으로 이루어진다. 정보 중 일부를 잊어버렸다면 답을 찾고 정리하기 위한 전략이 빠르게 전개된다.

하지만 간단해 보이는 일련의 행동이 환자에게는 잠재적인 지뢰밭이 될 수 있다. 예를 들자면 그렇다는 것이다.

전반적인 정신 과정은 신비롭고 상상할 수 없을 정도로 복잡하다. 치매 환자는 이 과정 중 일부의 연결 고리가 손상된 경우다. 예를 들어 '토마토'란 단어를 듣고 사과 이미지를 떠올리기도 하고, 적절한 이미지가 잠시 등장했다가 재빨리 사라지는 바람에 미처 처리하지 못할 수도 있다. 부정적인 상황이 너무도 많이 발생하며, 환자마다 영향을 받는 양상이 다르다.

사람 사이의 의사소통은 양방향 도로와 같지만, 환자에게는 움푹 패인 곳도 있고 도로의 일부가 완전히 가라앉은 곳도 있다.

장애물이 어디 있는지 파악하고 우회할 방법을 찾아야 한다.

문자 메시지에 관한 예시는 대화에도 해당되는데, 대개 기억력과 정신적 처리가 요구되므로 모든 이해 및 표현 영역에 영향을 미친다. 50년지기 친구를 알아보지만 이름을 대지 못하거나, 딸을 죽은 아내로 착각할지 모른다. 냄새를 혼동하기도 하고, 과거와 달리 전자레인지 작동과 같은 간단한 일을 기억하지 못할 수 있다.

치매가 진행될수록 어려움은 가중된다. 슬프지만 어쩔 도리가 없다.

환자가 최상의 의사소통 능력을 발휘하도록 도우려면 먼저 그의 입장이 되어 보는 것이 좋다.

과거에는 당연하게 여겼던 의사소통 기능을 점차 잃는다면 어떤 느낌일지 상상해 보자.

몇 년 전 프랑스에 잠시 살았었는데, 환자가 겪는 어려움에 공감하는 법을 터득할 수 있었다. 내 프랑스어가 꽤 유창함에도 불구하고 종종 현지인의 말을 놓치곤 했다. 가끔은 문장 속의 핵심 단어 몇 개만 알아들었다. 이해하기도 전에 다른 주제로 넘어가 버려 다시 설명해 달라고 요청해야 했다(당연히 프랑스어로). 결국 중요한 정보를 놓친 채 좌절감과 무력감을 느껴야 했다.

하지만 나는 치매 환자가 아니었고 프랑스어를 향상시키기 위해 노력할 수 있었다. 또한 나를 위로하고 격려하며 성장하도록 돕는 이해심 많은 친구들이 있었기에 스스로에 대한 부정적인 감정을 덜 느꼈다.

치매 환자에게도 이 같은 도움이 필요하다.

그러나 정보와 숫자, 신체 활동 등 새로운 것을 배우기보다 이미 갖고 있는 기억에 접근하도록 지원해야 한다.

환자에게 새로운 학습은 매우 어려운 일이며, 질환이 진행되면서 의도와 목적을 수행하기가 점차 불가능해진다. 초기에는 예외일 수 있지만, 일반적으로 새로운 학습은 피하는 게 바람직하다. 치매로 인해 손상된 정신 처리 능력이 필요할 뿐 아니라 수행 과정에서 스트레스를 받기 때문이다.

반면 새로운 학습이 매우 자연스럽게 일어나는 영역도 있다. 간병인이 정기적으로 방문하는 경우 어떤 간병인이 가장 편한지 곧 알게 된다. 표적에 공 던지기 같은 간단한 게임을 더 잘하게 될 수도 있다. 그러나 이는 새로운 카드 게임의 규칙이나 특이한 요리법을 따르는 것과 같이 보다 복잡한 정신 기능을 발휘해야 하는 활동을 배울 때와는 크게 다르다.

환자의 정신력에 가해지는 부담을 줄이는 데 목표를 두어야 한다. 왜 그에게 부담을 주고 더 이상 할 수 없는 일을 강요하는가?

언어재활사로서 치매 환자를 평가할 때 종종 불안감을 느꼈다. 사진 보고 사물 이름 말하기, 특정 시간을 나타내는 시계 바늘 그리기, 60초 동안 최대한 많은 동물 이름 떠올리기 등을 평가하는데, 시도했다가 실패했을 때 환자의 두렵고 불안해하던 표정이 생생히 기억난다. 이러한 유형의 평가는 치매 진단 및 추정 과정에서 반드시 필요하지만, 그 이후에는 필수적인 것이 아니다.

일각에서는 '사용하거나 잃거나' 원칙에 따라 뇌를 스트레칭하는 운동을 권장한다. 간단한 십자말풀이나 단어 게임이 유용한데, 진행 과정에서 종종 의욕이 떨어지기도 한다. 따라서 크게 어렵지 않으면서 환자의 참여 의사가 확인된 경우에 한해 시행한다.

삶을 즐겁고 활기차게 만드는 동시에 스트레스와 불안 수준을 최대한 낮추는 데 중점을 두어야 한다.

진단이나 추정은 저항 혹은 개선 방안을 찾겠다는 의지 등 긍정적인 감정을 유발할 수 있지만, 대개의 경우 매우 놀라게 된다. 분노, 불안, 당혹감, 공황, 좌절, 부정, 자신감 상실, 우울, 통제력 상실과 부담감에 대한 두려움 절망감 등을 보이지 않는 이는 거의 없을 것이다.

치매의 영향 및 진행 양상

치매 환자가 아니라면 문제가 발생했을 때 전체적으로 이해한 다음 과거의 사건과 연관 지어 마무리하고 앞으로 나아갈 수 있다. 그러나 환자에게는 매우 어려운 일인 동시에 정체성을 서서히 상실하는 극단적인 경험이기도 하다. 한 세기 전 알로이스 알츠하이머 박사에게 치료받은 오귀스트 데터는 '나를 잃어버렸다'고 말했다. 흔히 암이나 운동신경 질환은 받아들이기 어려운 경향이 있고, 뇌를 공격당해 자아를 상실한 듯한 질환에는 큰 공포를 느낀다.

인간의 뇌에는 중요도가 다른 수많은 기억이 저장되어 있다. 기억의 일부가 사라지거나 접근이 불가능해지면 마치 잘 알고 지내던 사람이 사라지는 것처럼 느낀다. 자신이 원하는 일이나 행동 방식을 고집하고 익숙한 일에만 집착하는 경우도 있다. 이러한 변화가 당황스러울 수 있다. 그러나 훨씬 후기 단계까지도 사소한 버릇, 기발한 표정, 음악이나 반려동물에 대한 관심 등 기억에 남는 추억을 떠올리고 소중히 여긴다. 이 모두는 자신의 중요한 일부로서 서의 평생 동안 간직한다.

최대한 단순하면서도 즐겁고 만족스러운 삶을 유지하는 데 중점을 두어야 한다. 다양한 방법을 통해 이를 달성할 수 있지만, 가능한 한 오랫동안 정체성(자신이 가치 있고 소중한 사람이라는 감각)을 유지하도록 도우려면 원활한 의사소통이 필수적이다.

하지만 명심해야 할 중요한 사실 하나가 있다. 치매는 제자리에 가만히 머무르지 않는다는 점이다.

치매는 진행성 질환이므로 안정된 상태가 오래 지속되기도 하지만 점점 악화될 가능성도 있다. 이는 치매 유형이나 개인에 따라 다르다. 따라서 치료에 관여하는 의료진과 정기적으로 논의함으로써 앞으로의 상황에 대해 최대한 많은 정보를 얻어야 한다. 환자와의 상호 작용 방식을 조정하려면 변화하는 상황을 잘 파악할 필요가 있다. 초기 단계에서 잘 수행했더라도 이후에는 매우 어려워하면서 사기가 떨어지기도 한다.

치매의 진행과 별개로 보편적인 노화 문제와도 싸워야 한다. 파킨슨병(Parkinson's disease)과 같은 질환이 근육의 움직임에 영향을 미치고 말명료도를 떨어뜨릴 수도 있다.

치매를 10단계로 구분하기도 하는데, 나는 이에 동의하지 않는 편이다. 하룻밤 사이에 5단계에서 6단계로 넘어가지는 않기 때문이다. 그럼에도 불구하고 질환의 진행에 따라 상황이 변하고 그에 맞게 환자가 할 수 있는 일의 기대치를 조정해야 하는 것은 명백한 사실이다. 이를 인식하는 것이 현실적이고 유용한 대처 방안이다.

치매의 세 단계

크게 보면 세 가지 주요 단계로 나뉘며, 이들은 모두 의사소통과 연관된다.

초기 단계

◆ 낱말 찾기 어려움(특히 친숙하지 않은 개념)
◆ 이름대기 오류(예: '바나나' 대신 '파인애플')
◆ 대화의 맥락이 끊어짐
◆ TV 드라마의 줄거리를 따라가기 어려움
◆ 일반적으로 건망증이 심함
◆ 무언가를 하려고 일어났다가 그게 무엇이었는지 잊어버림
◆ 단기기억 저하
◆ 빈번한 주의 산만
◆ 무언가를 설명할 때 통일성(coherence)의 부족
◆ 방금 말한 내용의 반복

초기 단계에서는 치매와 정상 노화의 영향을 구분하기 어려울 수 있다. 하지만 전문가의 복합적인 평가 후에는 증상이 더 명확해지고 진단이나 추정이 가능해진다.

요즘은 치매에 대한 인식이 높아져 환자가 자신의 상태를 알고 진단과 치

료에 관한 논의에 참여할 권리가 있다고 여긴다. 무언가 잘못되었다고 여겨 어둠 속에 숨기만 해서는 안 된다는 사실을 인식하게 된 덕분이다.

초기에 의사소통의 어려움을 해결하면, 전문가의 조언을 설명하고 환자의 의문점과 우려를 명확히 전달하거나 답변을 받는 데 도움이 된다. 무엇보다 모든 것을 솔직하게 표현하면 생명을 위협하는 현실에 직면했을 때 불안을 줄이도록 도울 수 있다. 물론 이는 매우 민감한 사안이다.

모르는 게 낫다거나 가능한 한 적게 알기를 원하는 경우도 있는데, 이 역시 당연히 존중받아야 한다.

이 문제에 관여하는 의료 전문가들과는 수시로 만나 의견을 나눌 필요가 있다.

초기에는 특히 어려움을 느끼고 사기가 떨어질 수 있다. 미래를 부정적으로 바라볼 가능성이 높기 때문에 긍정적인 메시지를 전달하면서도 비현실적인 희망을 주지는 말아야 한다. 개방적인 태도에는 동의하지만, 말기 단계에 대해 질문받으면 사실에 입각해 필요한 만큼만 답변하는 게 좋다. 스스로를 정당화하는 것일 수 있지만, 당신은 환자가 얼마나 오래 살지 알 길이 없다. 말기에 도달하기 전에 다른 질병으로 사망하기도 한다.

모든 논의에서 긍정적인 면을 강조해야 한다.

- 오랫동안 만족스러운 삶을 살 수 있다.
- 과거에 비해 지금은 스스로의 상태를 더 잘 이해한다.
- 많은 전문가들이 치매 환자의 삶을 더 편하게 만들 수 있는 새로운 방법을 제시하고 있다.
- 가족이나 다른 이들을 통해 지원받을 수 있다.
- 약물 치료가 점차 발전되고 있다.

문이나 찬장에 표지판을 붙여 두거나 기억 앨범을 만드는 등 집안을 개조할 때는 환자와 충분히 상의한다(9장 참조). 조치가 필요하다고 판단되어도 환자는 당혹스럽고 불필요하다고 느낄 수 있으므로 최대한 의견을 존중해야 한다.

환자도 자신의 문제에 대해 표현할 권리가 있음을 잊지 말아야 한다. 하지만 시간이 갈수록 일방적인 조치를 취하거나 변화시켜야 할 상황이 발생한다. 환자의 안전뿐 아니라 간단하고 자극적이며 효과적인 의사소통을 위해 필요하기 때문이다. 삶의 대부분이 그렇듯 균형을 잡기 위해서는 신중히 판단해야 하는데, 이것이 항상 쉽지만은 않다.

초기 단계에서 상황이 잘못되고 있음을 인식할 때 환자가 이를 숨기려 할지 모른다. 솔직하게 표현하고 개선하도록 도우면 애써 괜찮은 척하는 부담을 줄일 수 있다.

사교 모임에서 누구와도 1-2분 이상 대화를 나누지 않고 자리를 옮겨 다니는 한 여성이 떠오른다. 이런 방식으로 그는 '만나서 반가워요.', '가족은 어때요?', '요즘 날씨가 너무 안 좋아요.' 등 사교적인 인사에 집중할 수 있었다고 한다.

동료들과 더 많이 소통할수록 자신의 어려움이 드러날 가능성이 높다는 것을 그는 알고 있었다.

중기 단계

- 개방적이고 친숙한 태도를 취하지 않으면 말을 알아듣기가 더 어려워진다.
- '거시기', '그중 하나', '저기' 등 '의미 없는' 단어와 구를 많이 사용한다. 이는 낱말 찾기 어려움이 더 심해지기 때문이다.

- ◆ 읽기의 어려움이 증가한다.
- ◆ 차 한 잔 만들기, 리모컨 조작하기 등 이전에는 쉬웠던 일상적인 일을 수행하기 어렵다.
- ◆ 새로운 사람을 만나고 낯선 상황에 대처하는 것이 불편해진다.
- ◆ 부분적으로 혹은 전체적으로 사실이 아닌 일을 마치 사실인 것처럼 연관 짓는다.
- ◆ 대화 도중 적절한 단어를 종종 잊어버리고, 이를 다른 단어로 대체한다.
- ◆ 실제 존재하지 않는 단어를 말한다.
- ◆ 추론력이 떨어진다.
- ◆ 얼굴이 점점 무표정해지고 풍부한 얼굴 반응이 줄어든다.
- ◆ 상대방의 말을 종종 이해하지 못한다. 함께 대화 중인 이들이 환자의 이해 정도를 고려해 '통역'해야 할 수도 있다.
- ◆ 언어 사용의 문제 외에도, 작거나 불명료하게 말하며 점차 일상적인 대화 규범을 지키지 못한다.

말기 단계

- ◆ 의미 없는 말을 한다.
- ◆ 매우 간단한 말도 잘 이해하지 못한다.
- ◆ 과거와 달리 욕설을 하고 무례하거나 공격적으로 행동한다.
- ◆ 매우 간단한 작업도 잘 수행하지 못한다.
- ◆ 상대방의 말을 제대로 이해하지 못한 채 그 말을 되풀이한다.
- ◆ 비언어적 의사소통을 더 많이 시도한다.
- ◆ 과거의 일을 마치 현재처럼 말하고, 당신을 다른 친척으로 착각하거나 전혀 알아보지 못하기도 한다.

결국 치매는 삶의 모든 측면에 악영향을 미친다.

초기에는 상당한 수준의 정신 능력을 유지하는 경우가 많은데, 마치 중기 환자처럼 대하면 무시당한 기분을 느끼거나 상태가 악화될 수 있다. 환자를 신중하게 모니터링하고 특별한 도움이 필요한 경우에만 개입하는 것이 좋다.

중기 환자는 이전과 같은 소통 방식을 그대로 시도할 수 없다. 이는 실패하는 환경을 조성할 뿐이며, 결국 부정적인 감정이나 우울증을 유발한다.

환자는 점차 자신의 상태에 대한 통찰력이 줄어들고 주변 세계에서 일어나는 사건을 잘 인식하지 못한다. 하지만 말기까지도 미소, 표정, 제스처를 보인다. 이는 당신이 말하는 것 또는 환자가 보거나 듣는 것에 대한 반응으로, 자신이 여전히 그 자리에 있음을 알리는 행위이기도 하다. 어떤 방식으로든 환자와 더 잘 소통할수록 이러한 순간이 훨씬 많아진다.

3
의사소통에 최적화된 환경 조성

치매는 뇌 기능의 여러 측면에 영향을 미치기 때문에 의사소통 능력을 떨어뜨린다. 따라서 모든 소통 과정이 가능한 한 쉽고 원활해져야 한다. 그럴수록 환자의 잔존 능력을 최대한 활용할 수 있는 기회가 극대화된다.

물론 모든 치매 환자에게 다음의 사항들이 동일하게 적용되는 것은 아니며, 초기부터 중기까지 당신의 도움을 거의 또는 전혀 받지 않고 많은 일을 수행하기도 한다.

청각

정상 노화 과정에서 인간의 청력은 점점 더 예민해진다. 이를 넘어 난청에 이르면 말의 일부만 알아듣게 되어 의사소통 기능을 더욱 악화시킨다. 예를 들어 'fed'를 'red'로 잘못 들을 가능성이 있다. 또한 같은 말을 여러 번 반복해 달라고 요구하기도 한다. 때로는 따라잡으려는 노력마저 멈춘 채 소외될 수 있다.

치매 환자가 난청을 겪고 있다고 의심되는 경우 다음의 몇 가지 사항을 고려해야 한다.

1. 최근에 청각 전문가의 진단을 받은 적이 있는가?
2. 환자의 귀에서 귀지를 발견했는가?
3. 보청기를 착용하는 경우 제대로 작동하고 있는가? 새 배터리가 필요한가?
4. 보청기를 제대로 조작할 수 있는가? 정상인에게도 보청기는 까다롭기로 악명이 높다.

보조 기기의 분실 같은 흔한 문제가 발생하지 않도록 최선을 다해야 한다. 이와 관련해 염두에 둘 사항은 다음과 같다.

- ◆ 보조 기기가 빠지지 않도록 하려면 처음부터 올바르게 장착할 필요가 있다. 치매 환자는 이를 안정적으로 수행하지 못하므로 신중한 지원과 모니터링이 요구된다.
- ◆ 계단 오르내리기, 식사 등 보조 기기가 빠지기 쉬운 활동을 할 때 특히 주의가 필요하다.
- ◆ 가능하면 여분의 보청기 세트를 준비한다.
- ◆ 귀지가 쌓이면 청각 기능이 떨어질 뿐 아니라 보청기를 꼭 맞게 착용하기가 어려워진다.
- ◆ 보청기를 제자리에 고정시키는 고정 패드나 리테이너 등의 액세서리를 구비한다.

스스로 문제를 해결할 수 없으면 전문가와 상담해야 한다. 또한 '난청 관련 조치(Action on Hearing Loss, 前 국립청각장애인협회)'의 웹사이트에는 참조할 만한 정보가 많다.

시각

시각은 특히 중요한 의사소통 채널이다. 사물을 보는 기능 외에도 얼굴 표정이나 몸짓과 같은 비언어적 의사소통을 이해함으로써 더 잘 '듣도록' 돕기 때문이다. 인간의 시력은 세월이 흐르면서 나빠지기 마련이다. 치매 환자도 예외가 아니지만, 시력 저하를 자각하지 못할 수 있으므로 적극적인 대처가 필요하다.

- ◆ 가끔씩 신문의 머리기사를 읽히거나 소품을 건네 달라고 요구함으로써 비공식 평가를 신중히 시행한다.
- ◆ 안경을 착용하지 않았다면 제때에 착용하도록 친절하게 안내한다.
- ◆ 선명도를 떨어뜨릴 만한 먼지를 제거하기 위해 안경을 정기적으로, 가급적 매일 세척한다.
- ◆ 안경을 잃어버리지 않도록 안경 줄을 준비하고, 여분의 안경이 있는지 점검한다.
- ◆ 햇빛이 강한 날에는 눈부심을 방지하기 위해 착색 유리로 된 안경을 사용한다.
- ◆ 수시로 안경사에게 시력 검사를 받아 올바른 처방을 받는다.
- ◆ 안경사는 녹내장과 같은 심각한 질환뿐 아니라 과민성 상태 등 시력과 연관되는 다른 문제도 평가하고 조언할 수 있다.
- ◆ 일반적으로 시력이 떨어진 경우 색상 대비가 뚜렷한 사물을 더 잘 볼 수 있다.

의사소통은 양방향이므로 당신의 청각과 시각에도 주의를 기울여야 한다.

신체적 문제

자세

올바른 자세는 좋은 목소리를 내는 데 효과적이다. 목소리는 폐에서 후두를 지나 입을 통해 나오는 공기로 만들어지기 때문에, 구부정하거나 고개를 숙이고 있으면 공기량이 줄어 소리가 약하고 작아진다. 거의 들리지 않을 수도 있으며, 특히 낯선 이와의 대화가 어려워진다.

보다 극단적으로는 공간에시 일어나는 일을 잘 보지 못하기도 한다. 다른 사람의 하반신만 알아보는 경우도 있고, 더 잘 보려다 근육이나 눈이 피로해질 수 있다.

신체적인 여건상 좋은 자세를 취하기 어렵다면 이를 조정할 필요가 있다.

- 환자와 대화할 때 바닥에 무릎을 꿇는다.
- 옆이나 뒤에서 접근해서는 안 된다.
- 신문이나 사진을 낮은 곳에 두어 환자가 보기 쉽도록 한다.

적절하고 편안한 상태에서 최대한 바른 자세를 취하는 데 주력한다. 대체로 상식적인 수준이지만, 필요시 물리치료사의 세세한 조언을 구한다.

통증

치매 환자는 때때로 고통을 경험하지만, 특히 말기에는 무엇이 잘못되었는지 설명할 말을 찾지 못한다. 따라서 면밀히 관찰하고 스스로 표현하도록 격려하거나 의학적 조치를 요청한다. 통증이나 불편을 느끼면 전반적인 의사소통 활동에 방해가 된다. 또한 충분한 수면을 취하고 배고프거나 목마르지 않도록 주의한다.

에너지 부족

일반적으로 노인은 에너지가 부족한 편인데, 이는 모든 유형의 활동을 힘들게 만든다. 추위를 피하고자 따뜻하고 답답한 실내에만 머물면 증상이 악화될 수 있다. 따라서 정기적으로 신선한 공기를 마셔야 한다. 건강상의 이점 외에도 환경 변화 자체가 자극이 될 수 있으며, 대화를 유도할 기회를 제공한다.

구강 위생

구강 위생은 매우 중요하다. 선의가 있더라도 구취가 동반되면 의사소통이 매력적이지 않게 된다. 이는 몸단장과도 연관된다. 구취, 단정치 못한 머리, 얼룩진 옷은 방문객의 발길을 끊고 환자를 고립시킬 것이다.

구강 위생 상태가 좋지 않으면 궤양이나 기타 염증을 일으켜 말하는 행위가 고통스럽고 불편해진다. 아무 말도 하지 않고 입을 다물어 버리면 불길한 징조일 수 있다. 그렇지 않더라도 언어의 질이 떨어져 의사 표현이 불분명해진다.

이 경우 조속히 의학적 조치를 취하거나 치과 진료를 받아야 한다.

틀니를 착용 중이라면 깨끗하고 잘 맞는지 확인한다. 맞지 않는 틀니가 입안에서 움직이면 말하기가 어렵고 상대방에게 잘 전달되지 않는다. 나이가 들수록 입안 구조가 조금씩 달라지기 때문에 새 틀니가 필요할 수 있다.

치매 환자는 화장실 가는 것을 잊거나 요의를 재빨리 알아차리지 못한다.

신체적 불편함은 원활한 소통을 방해하므로, 마지막으로 화장실에 간 시간을 점검하고 수시로 친절하게 상기시켜야 한다.

알코올

와인이나 맥주 한 잔을 즐기는 습관이 있다면 이를 중단할 필요는 없다. 수면 패턴을 방해하는 등의 문제가 없는 한 계속 즐겨도 좋다. 확신이 없다면 주치의와 상담하라. 술은 대개 유쾌함이나 대화와 연관되므로 치매 환자라고 해서 굳이 중단하지 않아도 된다. 단, 적당한 음주는 의사소통을 촉진하지만 지나치면 감독이 필요하다.

실내 공간

말기에는 특히 거실과 침실 등 좁은 공간에서 많은 시간을 보낸다. 따라서 이러한 공간에서 소통이 원활하도록 조정해야 한다.

불필요한 잡동사니를 치우라. 방, 특히 침실을 개성 있게 꾸미고자 벽에 친숙한 그림, 벽난로에 기념품을 걸어 두는 것도 좋지만 너무 과하지 않아야 한다. 방에 물건이 많으면 지나치게 자극적이고 산만해질 수 있기 때문에 적절한 균형을 유지하고 환자의 취향을 반영하는 물건을 비치한다.

거동이 불편한 경우 장애물이 적고 이동하기 쉽도록 꾸미면 안전성이 더 확보된다.

'여기서 어떻게 나가야 하지?'라며 의자에 앉아 밖을 내다보는 일이 없어야 한다.

기댈 수 있는 견고하고 안전한 가구 몇 개를 잘 배치하면 이동하는 데 도움이 된다.

환자가 특정 공간에 앉아 있을 때 동일한 가구와 그림이 보이면 안정감과 일관성을 느낀다. 변화가 생길 경우 새로운 구조에 적응하는 법을 배워야 하므로 자제하는 게 좋다. 그렇다고 늘 똑같아야 하는 것은 아니므로, 엽서나 꽃한 다발 같은 사소한 부분에 변화를 줌으로써 주의를 끌 수도 있다.

사진이나 신문을 보는 시간에는 실내 조명을 밝게 유지하라. 창문은 최대한 많은 양의 빛이 들어오도록 깨끗이 관리한다. 조명이 어두우면 사물이나 미묘한 얼굴 표정이 잘 보이지 않는다. 밤에는 그림자가 너무 많이 생기지 않도록 주의하라. 특히 말기에는 그림자를 신비스럽고 무서운 것으로 착각해 낯설어하거나 위협적으로 느낄지 모른다.

단순한 파스텔 색상이 가장 평화롭고 편안한 느낌을 준다는 견해도 있지만, 환경에는 대체로 색 대비가 필요하다. 물론 선호도에 따라 색상이 달라진다. 카펫과 바닥재는 가능한 한 무늬가 없는 것이 좋은데, 말기 환자가 복잡한 패턴으로 인해 혼란을 겪거나 바닥의 검은색 무늬를 구멍으로 오인할 수 있기 때문이다. 심지어 카펫의 커다란 흰색 무늬를 소변기로 착각해 불상사가 일어나기도 한다.

당신 방처럼 깨끗하고 정돈된 상태를 유지하라. 눈치채지 못할 거라 여겨 신경 쓰지 않으면 배려받을 자격이 없다는 메시지를 준다.

식탁을 차릴 때는 흥미롭고 다채로워 보이도록 시간과 노력을 투자하라. 이는 소중하고 사려 깊게 대접받고 있다는 인식을 준다. 환자에게서 감사 인사를 받지 못하더라도(질환이 진행될수록 어렵다), 항상 긍정적인 신호를 보내는 것이 바람직하다.

식사에 관한 유의 사항은 다음과 같다.

다양한 음식을 제공하라. 환자가 오랫동안 먹어 온 음식들로 구성함으로써 연속성을 줄 수 있다. TV에 나온 이국적이고 새로운 레시피를 소개하는 것은 별로 효과적이지 않다.

식탁보, 접시, 매트, 수저, 음식의 색이 강하게 대비되는지 확인하라. 환자가 음식을 충분히 먹지 않는다면 색 대비가 도움이 된다. 옅은 색 접시에 흰 소스를 바른 생선은 잘 보이지 않는다. 모든 것은 식사를 최대한 수월하게 하도록 배치되어야 한다.

좌석 배치를 고려하라. 수저를 사용하기 어려워지면 도구 사용에 문제가 없는 사람을 반대편에 배치해 관찰할 수 있도록 한다.

선택하도록 도움을 주라. 주로 침대에서 시간을 보내고 규칙적으로 침대에서 아침 식사를 하는 경우, 제공되는 것들을 구두로 설명할 수밖에 없어 선택권을 주기가 번거롭고 혼란스럽다. 시리얼이나 비스킷 봉지, 요구르트 팩의 앞면을 잘라서 보여 주면 유용하다.

점심 또는 저녁 메뉴가 무엇인지 이해시켜라. 음식 접시를 무작정 갖다 놓는 게 아니라, 음식이 나오기 직전이나 도중에 메뉴를 설명하라.

건강에 좋은 다양한 핑거 푸드를 제공하라. 말기에는 수저를 사용하기 어려우므로 스스로 집어먹을 수 있는 핑거 푸드를 준비한다. 이는 식사가 즐거울 수 있고 복잡한 생각이나 계획이 필요 없다는 메시지를 준다.

주로 선호하는 자리를 활용하라. 이는 중요한 요소에 해당한다. 벽을 마주 보거나 바깥 전망 또는 활기찬 거리 풍경을 내다보면 훨씬 더 흥미를 유발하기 때문이다. 특히 활동량이 줄어드는 말기에 자극과 흥미를 제공하는 역할을 한다.

쾌적하고 친근한 환경을 조성하라. 예컨대 기분 좋은 향기를 곳곳에 배치하면 도움이 된다. 향초, 신선한 커피, 싱싱한 꽃 등 환자가 좋아할 만한 것을 사전에 비치하라. 이러한 향기가 기분 좋은 기억과 감정을 불러일으킬지 모른다. 하지만 취향은 변할 수 있으며, 몇 년 전에 좋아했다고 지금도 그렇다는 보장은 없다. 그러니 수시로 모니터링할 필요가 있다.

다루기 편한 물건을 가까이 두라. 비단 조각이 담긴 그릇, 손으로 굴릴 때 기분 좋은 소리를 내는 작은 명상 공, 콩 주머니, 부드러운 나무 장식품 등을 활용한다.

거울을 조심하라. 거울은 실용적이고 공간에 깊이를 더하지만, 환자가 자신의 초췌한 모습을 계속 보고 싶을지 고민해 봐야 한다. 말기에는 거울에 비친 모습이 자신임을 인식하지 못할 수 있다. 또한 낯선 사람이 방에 들어오면 혼란스러워하거나 놀라기도 한다.

외부 소음을 최소화하라. 세탁기나 진공청소기는 가능한 한 환자를 방해하지 않는 시간에 사용하라. 특히 활동 중일 때는 이러한 방해 요소를 최소화하는 게 좋다. 치매 환자는 상대적으로 여러 가지 소리에 민감한 경향이 있다. 물론 경찰 사이렌이나 항공기 소리는 통제할 수 없지만, 집안 분위기를 조용하게 유지할 방법은 다양하다.

환자를 염두에 두고 방을 배치하라.

환자가 잠시 자리를 비운 동안 그가 앉았던 의자에 앉아 보면 어떨까? 그의 시선으로 모든 것을 생각해 보고 변화가 필요한지 살펴보라.

날씨가 좋다면 야외에 무언가를 설치하라. 정원, 발코니, 옥상 테라스 등의 야외 공간을 활용하라. 정원은 새(정원에 모이통 비치), 나무, 구름뿐 아니라 거리의 분주함까지 관찰할 수 있어 외부 세계와 즐겁게 교감할 기회를 다양하게 제공한다. 특히 대화를 자극하는 관심사에 집중하도록 유도한다.

환자는 항상 차분하고 조용하며 적당한 속도로 흘러가는 환경을 선호한다. 이는 적응에 도움을 주고 예상치 못한 소리에 놀라거나 당황할 위험을 줄인다.

마지막으로, 환자와의 관계가 실제로 많이 달라졌다 해도 가능한 한 과거와 똑같은 관계를 유지하려고 노력하라. 지금은 그를 돌보고 있지만, 항상 그랬던 것처럼 가까운 친척이나 친구로서의 역할을 유지하려는 노력도 필요하다.

일상생활

식사, 목욕, 쇼핑, TV 시청 등 늘 해 오던 일상생활을 유지하는 데 주력해야 한다. 매일 비슷한 시간에 비슷한 방식으로 기억하는 게 바람직하다. 기억이 원활하지 않을 때 반복되는 일상이 있으면 안정감을 주고 마음을 다질 수 있다.

장비 및 기술

꾸준히 사용하는 장비는 최대한 간단한 방법으로 활용하도록 하라. 이동식 또는 유선 전화기, TV 리모컨 등이 이에 해당한다. 큰 버튼과 최소한의 조절 기능이 탑재된 최신 모델이 시중에 많이 나와 있다. 오래된 제품은 모두 폐기하거나 서랍에 넣어 눈에 띄지 않게 보관한다. 여러 제품 중에 어느 것이 맞는지 기억하거나 작동하라고 요청하면 혼란과 좌절을 불러올 수 있다. 화상통화처럼 매우 간단한 명령 기능을 갖춘 노트북과 태블릿 PC를 활용하는 방법도 있다(예: 삼성 Breezie).

환자라고 해서 오랫동안 친척이나 친구와 통화하지 못할 이유는 없다. 특히 독거노인인 경우 전화가 중요한 의사소통 수단이 된다.

가끔씩 환자에게 전화를 걸어 관계를 유지하고, 약 복용, 전화 사용 능력 등을 파악할 필요가 있다.

가장 자주 사용하는 번호는 단축 다이얼로 저장하거나 사진을 첨부하기도 한다. A4 용지에 명확하고 간단한 설명과 함께 전화번호, 기타 세부 정보를 큰 글자로 인쇄해 유선 전화기 근처에 붙여 둔다. 탁자 위에 그대로 두거나 서랍에 넣어 놓으면 잃어버릴 수 있고 숨기기도 쉽다.

치매가 진행될수록 특정 장비를 사용하기 어려우므로 이를 현실적으로 고민해야 한다. 휴대폰 등은 시야에서 치워 두는 게 바람직하다.

특별히 치매 환자를 겨냥한 제품이 아니더라도, 기술이 발전하면서 환자나 1인 가구의 삶을 보다 편리하고 안전하게 만드는 제품이 다양하게 출시되고 있다. 예를 들어 집안 곳곳의 센서를 휴대폰이나 태블릿 PC 같은 기기와 연결하는 모니터링 시스템이 있다. 당신이 '원격 간병인'이 되어 환자가 아침에 일어나 식사를 준비하는지, 수도꼭지를 틀어 놓았는지, 뒷문을 열어 두었는지 등을 파악할 수 있다. 외출한 경우 시스템을 통해 귀가 여부를 확인하는 것도 가능하다. 지나쳐 보일 수 있지만, 이러한 기기는 환자가 장시간 안전하게 머물도록 돕는다.

식사 시간을 알려주는 등 간병인의 역할 중 일부를 수행하는 소형 로봇(일명 '홈 케어 로봇')도 있다. 아직은 보편적이지 않고 고가이지만, 돌봄 서비스의 비용을 감당하고 가정 돌봄을 체계화하려는 정부의 노력에 힘입어 향후에는 더욱 대중화될 전망이다. 다만 소형 로봇이 집안을 돌아다니면 혼란이나 불안을 느끼는 사례도 있을 것이다.

우편물

가스 요금이나 다음 해의 지방세를 청구하는 우편물이 도착하면 누구나 당황스러울 수 있는데, 치매 환자인 경우 훨씬 더 이해하기가 어렵다. 청구서를 어딘가에 두었다가 찾지 못하기도 한다.

쉽지 않은 문제다. 모든 우편물을 당신이나 타인이 대신 처리하면 어린애 취급을 받는다고 느끼거나 삶의 일부를 빼앗긴 기분이 들기도 한다. 이에 대한 해결책으로 다음을 고려할 수 있다.

1. 가능한 한 자동 이체로 납부하고 은행 명세서를 보내라. (이 경우 당신은 환자의 변호인이 될 수 있다. 11장 참조.)
2. 법률이나 세무 자문에 대해 미리 복사본을 준비하고, 환자가 문의할 때 이를 활용하라.
3. 모든 우편물을 개봉하지 않은 채로 편지함 주변에 잘 보이도록 모아 두고, 당신과 함께 살펴보도록 권하라. 혹은 해당 기관에 전화 문의를 할 수도 있는데, 이 역시 쉽지 않은 일이다.

원치 않는 전화 및 방문

환자가 잡상인과 얽히면 위험할 수 있다.

원치 않는 전화에 대해서는 온라인 서비스를 활용해 수신 거부 등록을 한다. 그렇다고 모든 전화가 차단되지는 않으나 수신량을 크게 줄여 준다.

전화를 받을 때 '남편/아들/딸/사회복지사가 저를 대신해 이 일을 처리합니다. 필요시 우편물을 보내 주세요.'와 같은 문구를 사용하도록 권장하라. 이를 인쇄해 전화기나 현관문 근처에 붙여 두면 유용하다.

특정 자선 단체를 위해 물건을 팔려고 방문하거나 자동 이체 양식에 서명하도록 요청할 경우 문제가 발생할 수 있다. 이는 대다수 환자에게 매우 어려운 상황이다. 재정적 의무를 지는 데 동의하면 심각한 결과를 초래할지 모른다. 독거 노인이라면 원치 않는 방문을 금한다는 안내문을 문 앞에 붙여 두면 가장 이상적이다. 안내문에 당신의 휴대폰 번호를 기재해 두어도 좋지만, 연락받는 상황은 거의 벌어지지 않는다.

의사소통의 최적기 선택

일상적인 업무 외의 모든 의사소통 활동에 참여하려면 가급적 유리한 조건을 만들어 두어야 한다. 급제동이나 예상치 못한 유턴 없이 편안한 주행을 원하는 운전기사처럼 미리 고심할 필요가 있다. 물론 시간이 갈수록 자동적으로 떠오를 것이다.

졸음을 유발할 수 있으니 약물 복용에 유의하라. 주치의는 이러한 부작용에 대해 조언해야 한다. 특정 시간대가 중요한데, 특히 점심 식사 후에 주의력이 크게 떨어지는 경우가 많다. 아침에 일어나기가 힘들 수도 있다. 가급적 환자에게 잘 맞도록 조정해야 한다.

외출 및 약속 준비

의사, 치과 의사, 안경사 등과 상담 약속이 있거나 친구와 만나기도 하고, 흥미로운 장소로 외출할 때도 있다. 약속은 필요한 일이며, 외출은 즐거운 경험을 제공한다. 그러나 일상의 리듬과 생활 패턴을 방해하는 이러한 일들은 말기 치매 환자에게 불안감을 주기도 한다. 따라서 원활한 의사소통을 통해 사전에 준비해야 한다.

약속이나 외출에 대해 언제 알려 줘야 할까? 일주일 전? 아니다. 너무 긴

시간이다. 환자는 얼마 지나지 않아 잊어버릴 가능성이 높다. 몇 분 전? 이 정도면 환자가 받아들이기에 충분한 시간일까? 정답은 없다.

오후 시간대라면 오전에 미리 언급하는 게 가장 좋은데, 이는 사전 준비 과정의 일부다. 점심 식사 후에 다시 언급할 수도 있다. 출발하기 직전, 예를 들어 30분 전쯤 환자의 코트나 가방, 장갑을 보여 주며 곧 출발할 것임을 알린다. 이는 말하는 내용을 뒷받침하는 시각적 단서가 된다.

환자의 반응을 주의 깊게 살펴라. 흥분하거나 내용을 이해한 후에도 거부 의사를 밝힐 경우 외출이 꼭 필요한지 재고해야 한다. 공원 산책이라면 환자의 의사를 받아들여 취소하는 게 좋다. 그러나 진료 예약인 경우 연기할 수 있는지 알아봐야 한다.

이 모든 문제는 치매가 얼마나 진행되었는지에 따라 크게 달라진다.

지원 네트워크 확장

환자와 가장 자주 연락하고 수시로 도움을 줄 수 있는 이들로 구성된 비공식 팀을 구성해야 한다. 여기서 '팀'은 매우 느슨한 의미다. 특정 상황에서 누구에게 도움을 요청할지 명확히 파악해 두는 게 중요하다. 막상 당사자들은 당신의 생각을 잘 모를 수 있다. 가족마다 상황이 다르기 때문에 구체적으로 언급하기는 어렵다. 주변에 기꺼이 도와줄 사람이 많을 수도 있지만 그렇지 않은 경우도 있다. 당신이 처한 상황에 맞게 잘 조정해야 한다.

주로 당신이 연락을 담당하게 될 것이다. 팀원들과 소통하고, 어려움을 설명하거나 도움을 요청하는 역할을 맡는다. 이는 지원의 형태로서 매우 중요한 임무에 해당한다. 치매 환자는 소통을 시작하기가 어려울 수 있다.

따라서 환자를 돌볼 때 원활한 의사소통 기술을 발휘하고 이를 개발할 필요가 있다. 좋은 의사소통 기술은 환자뿐 아니라 다른 사람을 대할 때도 도움이 된다.

환자의 문제를 가능한 한 잘 파악하고 의료 전문가 등이 명확히 이해하도록 돕는 일도 이러한 기술에 포함된다. 특히 환자가 겪고 있는 신체 증상을 설명할 때 중요한 역할을 한다.

치매를 앓는 홀어머니의 아들인 당신이 이웃에 살며 거의 매일 돌본다고 가정해 보자. 차로 3시간 거리에 사는 형과 해외에 체류하는 누나가 있는데, 형은 정기적으로 방문하고 누나는 스카이프(Skype)로 연락하거나 시간이 될 때 방문한다. 중요한 결정을 내려야 할 경우에는 세 사람이 함께 의논한다.

친척과 친구에게 환자와 관련된 사안을 알리는 것은 꼭 필요하나, 면전에서 행해지면 안 된다.

아버지나 어머니, 남편이나 아내가 함께 TV를 볼 때 간병인의 인터뷰 장면이 나오면 당황스러울 수 있다. 옆에는 치매 환자가 무표정한 얼굴로 조용히 앉아 있다. TV 속에서 간병인은 치매가 삶에 미치는 개인적인 영향에 대해 얘기하며 때로 눈물을 흘리기도 한다. 함께 시청 중인 환자는 이러한 상황을 어떻게 생각할까? 화내지 않을 수도 있지만 만약 화가 나도 이를 표현할 수 없다면 어떻게 해야 할까? 타인에게 정보를 전달하고자 한다면 가급적 당사자가 보거나 듣지 않을 때가 바람직하다.

다음은 환자를 도울 수 있는 지원 인력의 예시다.

인근에 사는 가까운 친척. 이들에게 특정 작업을 도와 달라고 요청하거나 당신이 부재 중일 때 대신하도록 미리 조치할 필요가 있다. 가족에게 상황을 알리도록 당부하고 의사소통의 기본 지침을 설명해 둔다.

기꺼이 돕는 오랜 친구들. 시간을 내주는 친구들은 소중한 동반자로서 환자에게 대화와 추억의 기회를 제공한다. 이들이 정기적으로 방문하도록 일정을 잘 조율해야 한다.

의료 전문가. 일반의, 지역 간호사, 사회복지사, 작업치료사, 언어재활사, 물리치료사, 해군 간호사(영국) 등이 이에 해당한다. 해군 간호사는 치매 환자와 그 가족을 전문적으로 돌보고 지원한다. 이들의 연락처를 잘 숙지하고 각 전문가가 어떤 도움을 주는지 알고 있으면 필요시 곧바로 연락을 취할 수 있다.

종교 단체. 교회나 기타 종교 시설은 예배를 보고 친교를 나누는 중요한 소통의 장이 된다. 정기 모임이나 그룹 활동을 하는 동아리에 참여해 왔다면 이를 계속 활용할 수도 있다.

성직자나 기관장과 상의하라. 환자의 상황을 미리 설명하면 충분히 공감하고 최대한 오래 참여하도록 조정해 줄 것이다.

이웃. 도움을 줄 수도 있고 아닐 수도 있지만, 어느 쪽이든 조심스럽게 상황을 알리는 게 좋다. 이미 경험했을 수도 있고, 다양한 방법으로 기꺼이 돕겠다고 나서는 이도 있다. 사람마다 다른 시각으로 접근할 것이다.

당신 나름대로 이 모든 일을 시작하는 방법을 찾을 것이다. 매우 단호하게 행동해야 할 때도 있다. 당신이 하는 일이 환자에게 도움이 된다는 점을 꼭 기억하라. 기꺼이 나서려는 사람이 많지만, 먼저 부탁을 받아야만 돕는다는 사실 또한 명심하라.

4

말하기와 대화

넓은 의미의 의사소통은 말하기와 대화를 훨씬 뛰어넘는 것이지만, 치매 환자와의 소통에서는 둘 다 매우 중요한 요소다. 질환이 진행되면서 대화가 어려워지고 어휘가 줄어든다. 논거를 능숙하게 전개하지 못하며, 주제가 일관되게 이어지지 않고 도중에 바뀌는 일이 잦다.

기능 저하는 피할 수 없지만, 예전의 대화 방식을 되찾으려고 애쓰는 대신 자연스럽게 넘어갈 필요가 있다. 그렇지 않으면 스트레스와 좌절감만 촉발할 뿐이다. 이 모든 것이 소통에 대한 접근 방식을 재구성하는 과정의 일부다.

치매 환자와의 대화

친구를 만나면 몇 가지 주제가 떠오르기도 하고, '요즘 어떻게 지내요?'라며 대화를 시작할 수도 있다. 어느 쪽이든 곧바로 여러 얘기를 나누게 될 것이다. 환자와의 대화는 일반적인 상황과 다르므로 몇 가지 대화 계획, 즉 가장 효과적일 만한 주제를 미리 생각해 두는 편이 좋다. 의사소통 양상에 대한 세부 내용은 5장에서 살펴볼 것이다.

언어적 의사소통을 원활히 하기 위해 염두에 둘 지침이 있는데, 이는 치매 단계뿐 아니라 환자에 따라 달라진다. 먼저 당신이 기대하는 것이 환자의 현재 능력 범위에 있는지부터 확인해야 한다. 물론 그를 존중하고 동등하게 대해야 하지만, 때로는 약간의 속임수와 조작이 필요하기도 하다. 전략과 전술을 통해 최적의 방식으로 이끌어야 하기 때문이다.

환자를 존중하고 배려하며 최선의 결과를 불러오기 위한 것이라면 어떤 방법이든 상관없다.

환자와의 대화는 친구와 와인 한 잔을 마시며 편안히 대화할 때보다 더 많은 노력과 에너지가 필요하다는 점을 명심하라. 이에 놀라거나 화를 내서는 안 된다.

기억, 추론, 설명, 이해 등 환자에게 요구되는 정신적 처리의 양을 최소한으로 유지하라.

말하기 전에 환자가 주의를 기울이고 있는지 확인하라. 예를 들면 다음과 같은 방법을 활용한다.

◆ 환자 이름 부르기
◆ 환자의 수준 고려하기
◆ 부드럽게 팔 만지기
◆ 눈 맞춤 자주 하기
◆ 충분한 시간 주기

전체적으로는 몇 초밖에 걸리지 않지만, 이러한 방법들이 충분한 준비 과정이 된다.

다음은 치매 중기 환자에게 외출을 제안하는 방법의 예시다.

당신: "엄마…."

(눈을 맞추고 미소를 지으며 팔을 만진다. 고개를 한쪽으로 살짝 기울인 다음 그녀의 주의를 끌었는지 확인한다.)

당신: "저랑 같이 뭔가를 하면 좋겠어요."

(이 말을 들었는지 확인하고 계속 진행하라. '네'라고 대답할 수 있다.)

당신: "영화 보러 가요."

(이 말을 들었는지 확인한다. '좋아요'라고 대답할 수 있다.)

당신: "<타이타닉>은 빙산에 부딪친 큰 배 이야기에요.
이 영화 좋아했잖아요."

(이해했다는 표정 혹은 기타 반응을 살펴보라.)

당신: "<타이타닉> 보러 갈래요?"

보편적인 것에서 보다 구체적인 내용으로 옮겨 가면 훨씬 효과적이다.

이 같은 방법은 신체장애가 있거나 거동이 불편한 환자가 몸을 움직여야 할 때 특히 유용하다. 또한 목욕을 돕는 것과 같은 간단한 일과에서도 매우 효과적이다.

의자에서 일어나기가 매우 힘들지만 도움을 받으면 가능하다고 가정해 보자. 위의 방법을 활용해 환자가 조절하고 준비할 수 있도록 하라.

당신: "아빠, 제가 도와드릴게요."

(팔을 감싸면서 그가 이해했는지 확인한다.)

당신: "이제 팔꿈치 아래에 손을 넣을게요. 괜찮으시죠?"

(이해했다는 단서, 고개 끄덕임, 확신에 찬 표정을 확인한 다음 계속 진행하라.)

시간이 갈수록 이러한 접근 방식은 더욱 자연스럽고 거의 자동화될 것이다. 그러나 환자에게는 정신적 처리를 요하는 모든 일이 오래 걸리고 점점 더 지체된다는 점을 명심하라. 조금만 여유를 주면 환자와 당신의 삶이 더 편해질 것이다.

당신에게 필요한 것은 인내심이다. 충분히 생각하지 않고 일을 빨리 처리하는 데 익숙하다면 어려울 수 있지만, 인내하는 태도는 환자에게 도움이 될 것이다.

대화 준비

대화를 준비하는 데 필요한 몇 가지 기본 사항은 다음과 같다.

- ◆ 서 있든 앉아 있든 대화 중인 환자의 얼굴과 거의 같은 높이에 있는지 확인하라. 앉아 있는 경우 환자 쪽으로 약간 몸을 기울여 집중하고 있음을 표현한다.
- ◆ 환자는 이미 어느 정도의 동요와 산만함을 겪고 있으므로, 대화 도중 안절부절 못하거나 계속 두리번거리는 행동으로 상황을 악화시키지 말라.
- ◆ 휴대폰을 무음으로 설정하거나 전원을 꺼라. 갑자기 벨 소리가 울리거나 문자 메시지가 오면 환자에게 반갑지 않은, 어쩌면 놀랄 수도 있는 방해 요인이 된다.
- ◆ 저녁에 다시 만나거나 오랜만에 방문한 경우 환자의 전반적인 기분과 태도를 살펴라. 기분이 좋지 않고 피곤해 보인다고 애써 유쾌하게 대하지 말라. 그의 상황에 맞춰 소통하고 기분을 풀 만한 대화나 활동을 찾아라.

대화 시 준수 사항

불필요한 단어 사용 자제하기

이렇게 말할 수 있다.

'엄마, 어제 제인이 만든 애플파이 한 조각 먹어 볼래요? 조금 달기는 해도 옛날에 좋아했잖아요. 데워서 크림을 발라 먹어도 되고 커스터드도 만들 수 있어요. 어때요?'

대부분의 치매 환자, 특히 중도 단계 이상인 경우 이 같은 말을 이해하기 어려울 것이다. 음식에 관한 것이고 결정을 내려야 함을 이해하지만, 자신의 정신력이 많이 떨어지고 있음을 깨닫게 된다. 이때 훨씬 더 쉽게 말하는 방법이 있다.

먼저 환자의 주의를 끈 다음,

'엄마… 애플파이?'라 묻고 대답을 들으면 뒤이어 '뜨거워요, 차가워요?', '크림이요, 커스터드요?'라고 말한다.

항상 조금 앞서 생각하고, 더 적은 단어로 표현할 수 있는지 자문할 필요가 있다. 이는 충분히 가능한 일이다.

전화나 초인종이 울리면 환자가 놀랄 수 있다. 예상치 못한 자극이 되어 이런저런 생각을 불러일으키기도 한다. 이때 '걱정하지 마세요. 그냥 전화벨이에요.'와 같이 말하지 말라. 가능한 한 자세하고 설득력 있게 설명해 줘야 한다. 그러면 문제가 발생해도 안심하고 설명에 귀 기울일 수 있다. '창문 청소부 스미스 씨 같아요. 오늘 오후에 전화할지 모른다고 했거든요.' 등으로 말하라. 통화하고 나서 전화기의 위치도 확인시켜 준다.

마찬가지로, 과거에 키우던 반려동물의 이름을 기억하지 못해 답답해할 때 '그건 중요하지 않아요, 정말로요.'라며 무시하는 경우가 있다. 그러나 '버스터라 불렀죠. 종이에 적어 두고 옛날 사진을 한번 찾아 볼게요.'처럼 말하는 게 훨씬 좋다.

환자가 처리할 수 있는 속도보다 빠르게 말하면 따라잡기가 어렵다. 항상 그의 속도를 고려하거나 조금 느리게 말하라. 이는 생각보다 쉽지 않은 일이다. 고속도로와 시골길에서 운전하는 속도가 다른 것처럼, 치매 환자와 내화할 때도 이전의 익숙한 방식을 고집해서는 안 된다.

환자가 바뀌기는 어려우니 당신이 달라져야 한다. 고속도로에 차를 세우고 그의 차에 올라타라.

퉁명스러운 태도로 명령하지 않기

좌절하거나 인내심이 한계에 다다르면 퉁명스러운 태도가 나올 수 있다. 하지만 누구도 그러한 말투를 좋아하지 않으며, 환자가 생각을 가다듬고 당신의 뜻에 따르는 것을 더 어렵게 만들 뿐이다. 비난도 마찬가지다. 환자는 이로 인해 상처를 받기 마련이다.

불가피한 경우가 아닐 시 의사 표현 존중하기

환자의 요구를 묵살하는 이유가 당신에게 불편을 초래하기 때문이라면, 요구를 들어주면서 동시에 불편을 최소화하는 타협점을 찾아보라. 그러지 않으면 환자에게 더 이상 선택권이 없다는 메시지를 줄 우려가 있고, 어린아이 취급을 하게 될 수 있다.

예를 들어 당신은 어느 오후 옛날 사진을 훑어보고 거실에서 이를 정리하는 수고를 할지 모른다. 그런데 환자가 이 활동을 하기 싫다는 의사를 밝히고 다음 날로 예정된 쇼핑을 하겠다고 말할 수 있다. 이때 당신이 사진을 계속 보겠다고 고집하면 환자의 관심이 멀어질 확률이 높고 얼마 안 가 결국 포기하게 된다. 따라서 계획을 변경해 사진 보기를 나중으로 미루고 쇼핑하러 가는 편이 훨씬 낫다.

문장을 대신 말해 주지 말기

환자의 표현을 고쳐 주고 싶더라도 적당한 시기에 시도하는 게 바람직하다. 치매 환자는 생각을 정리하는 데 시간이 필요하다는 점을 기억하라. 단, 그가 맥락을 잃고 헤맬 때는 부드럽게 신호를 줘도 괜찮다.

침묵 허용하기(매우 중요)

수다스러운 친구가 별 이유 없이 갑자기 조용해질 때 당신은 흔히 불편을 느낀다. 환자는 표현하려는 말을 가다듬을 시간이 필요하다. 예컨대 대화가 끊기지 않고 지속되어야 한다는 사회적 요구를 점점 귀찮아하게 된다. 침묵이 계속되면 눈을 맞추고 눈썹을 살짝 치켜올림으로써 대화가 여전히 가능함을 보여주면서 그에게 항시 주의를 기울인다.

환자가 무슨 말을 하고 싶은지 잘 알고 이미 여러 번 들었을 수 있는데다 주의력마저 흐트러지기 마련이므로, 침묵을 허용하기가 상당히 어렵다.

당신은 빠르게 변하는 사무 환경, 업무 지향적 분위기, 이메일, 문자 메시지, 인터넷 등 의사소통이 순식간에 이뤄지는 곳에서 많은 시간을 보낼 것이다. 이제 당신의 세계에서 벗어나 치매 환자의 세계로 들어가 그의 방식과 시간에 맞춰 말하라. 당신이 대화를 이어 가는 데 익숙했던 기존의 방식과는 모든 게 달라질 것이다.

환자와 대면하기 전에 조용한 공간을 찾아 심호흡을 한 다음 마음의 안정을 취할 시간이 필요하다.

한 번에 하나씩 전달하기

한 번에 한 가지씩 요점을 전달하고, 다음으로 넘어가기 전에 잘 이해했는지 확인한다. 적당히 짧은 문장을 사용하고 주제에서 벗어난 말은 하지 말라. 몇 가지 요점을 다양한 방식으로 반복해 주는 것도 좋다. 시간이 갈수록 이 기술이 더욱 더 필요해질 것이다.

환자는 긴 이야기의 세부 사항을 기억하기 어려우므로, 가급적 이를 피하고 짧은 문장으로 간결하게 말하라.

사교 모임에 대해서는 나중에 다룰 예정인데, 이러한 시간은 환자에게 매우 즐겁기도 하지만 여러 명이 대화할 경우 내용을 따라가기 어려울 수 있다. 대화를 이어 가려면 내용을 간단히 요약해 준다('존이 방금 스페인으로 휴가 갔던 얘기를 하고 있었어요.'). 또한 주제에 변화가 생기면 상세히 알려 줘야 한다. 치매 경험이 없는 방문객은 환자를 고려하지 않고 자신에게 익숙한 방식으로 대화하기 마련이다. 말하면서 가끔씩 눈을 마주치는 등 환자를 배려하도록 독려해야 한다.

두 사람과 동시에 대화할 경우 환자가 둘의 얼굴을 모두 볼 수 있도록 배려하라. 얼굴 표정은 많은 단서를 제공하며, 이는 단어를 이해하는 데 도움이 된다.

환자와 대화할 때는 창밖이나 시계, 방 안의 다른 사물을 쳐다보지 말고 가까이 붙어 있어야 한다. 대화하는 동안 움직이지 말고 갑작스러운 동작이나 손짓은 하지 않는 게 좋다. 방을 들락날락하면 더더욱 말을 이해하기 어렵다. 갑자기 다른 생각이 떠오르더라도 옆길로 새어 대화 주제를 바꾸지 말라.

이 모든 것은 주의를 산만하게 하거나 혼란을 주며, 대화 내용을 이해하는 데에도 방해가 된다.

말할 때 입 가리지 않기. 대화할 때 대부분 입술의 움직임을 관찰하게 된다.

환자 이름 많이 부르기. 이름을 불러 주면 환자가 대화에 계속 참여할 수 있다. 대개의 사람들 역시 자신의 이름이 언급되면 주의를 기울이게 된다.

대명사('그, 그것, 그들') 언급 피하기. 이러한 단어들은 최소한으로 사용하라. 당신은 무엇을 지칭하는지 바로 알 수 있지만 치매 환자는 그렇지 않다. 방금 전 데이비드의 이름을 언급했고 '그'가 누구를 가리키는지 분명해 보여도 '그가 거기로 갔다'가 아니라 '데이비드가 거기로 갔다'라고 말해 준다.

시간이 아닌 일정 활용하기. 환자가 더 이상 이해하지 못하면 '2시에 온다'고 말하는 대신 '점심 식사 후에 온다'고 말하라.

매일 반복되는 상황에 대한 기본 문구 준비하기. 점심 식사를 알리는 방법에는 여러 가지가 있다. 하지만 이것저것 무작위로 사용하면 매번 환자에게 혼동을 준다. 주방을 가리키며 '점심 시간입니다.'라 말하는 것이 효과적이라면 그대로 사용하라. 쇼핑하러 가거나 잠자리에 들 준비를 할 때도 마찬가지다. 몇 가지 익숙한 문구를 사용하면 전환 과정이 더 쉬울 수 있다.

말하는 방식이 중요하다. 가능한 한 쉽게 이해하도록 말해야 한다. 구체적인 방법은 다음과 같다.

- 명확하게 말하라.
- 평소보다 조금 더 천천히 말하라.
- 타고난 목소리가 조용한 이에게는 스트레스일 수 있지만, 평소보다 조금 더 크게 말하라.
- 핵심 단어를 강조하되 지나치게 과장하지는 말라.

이 모든 것이 부자연스럽고 다소 어눌하게 들리지만, 환자와의 소통에 도움이 될 뿐 아니라 연습을 통해 보다 자연스러워질 수 있다.

대답을 강요하거나 더 자세히 실명하라고 압박하지 말라. 이는 불안 수준만 높일 뿐이다.

특히 말기에는 당신의 이름 등을 기억하지 못하기도 하는데, 이것이 반려동물의 죽음으로 인한 슬픔 때문이라면 더욱 충격적일 수 있다. 당황스럽고 받아들이기 힘들지만, 치매의 진행 상태와 직결됨을 이해해야 한다.

환자 앞에서 '제가 누군지 당연히 아시죠? 저는 조카 로라예요.'와 같이 놀라움을 표현하거나 감정적으로 반응하는 것은 바람직하지 않다. 이 같은 표현은 긍정적인 결과로 이어지기 어려우므로, 먼저 부드럽게 상기시킨 다음 환자가 인지할 시간을 줘야 한다.

다른 상황이 되면 단서에 힘입어 쉽게 당신의 이름을 부르기도 하니 너무 실망할 필요는 없다. 상황을 바꿀 수는 없으므로 환자가 불편을 느끼지 않도록 수긍하고 다음 단계로 나아가야 한다.

어린아이 대하듯 말하지 않기. '착하네, 이제 목욕하러 갈 시간이에요.'와 같이 말해서는 안 된다. 이는 무시하는 듯한 뉘앙스일 뿐 아니라 진정성도 느껴지지 않는다. '아침 먹고 쇼핑하러 갈 거예요.'처럼 말하는 것은 그러한 표현이 아니므로 괜찮다.

집중해서 듣기. 이는 환자가 대화에 계속 집중하도록 하는 데 효과적이다. 눈 맞춤, 고개 끄덕임, '어허'나 '음' 등 무엇이든 집중하고 있다는 메시지를 전달한다. 그러나 너무 과하면 재촉한다는 느낌을 줄 수 있으니 주의하라.

적절히 눈 맞춤 하기. 끊임없이 레이저처럼 눈을 맞추면 불안이나 위협을 느낀다. 또한 여성은 남성의 지나친 눈 맞춤에 신경이 쓰일 수 있다. 이는 판단력과 감수성의 문제다.

유머 활용하기. 돌봄 과정은 대개 유머와 거리가 멀기 마련인데, 가벼운 안도감을 주는 정도라면 효과적일 수 있다. 뭔가 재미있어 보이면 자연스럽게 웃고 환자도 따라 하도록 유도하라. 하지만 너무 지나치면 웃음이 과하게 터져 나와 가벼워 보일 수 있다.

또한 어떤 식으로든 환자 자신이 농담의 대상이라고 느끼지 않도록 세심한 주의를 기울여야 한다.

상대방을 웃기면 누구나 기분이 좋아지므로, 대단한 농담이 아니어도 환자가 원하는 만큼 즐거움을 확실히 표현해 주면 좋다. 어린 시절을 떠올리는 단순한 농담도 시간이 지나면 추억이 된다.

특히 초기 단계에는 약간 자기 비하적이고 공감할 만한 유머를 사용하는 게 좋다. '요즘은 저도 물건을 항상 잃어버린답니다. 오늘 아침에는 머리에 쓰고 있던 안경을 찾느라 고생했지요.'

잘했을 때 칭찬하기. 칭찬이 너무 과하면 '좋은 하루 되세요.'처럼 의미 없는 말로 변질될 위험이 있으니 주의하라.

주의 수준 파악하기. 주의력이 한계에 도달하는 시점을 파악하라. 이때는 휴식, 차 한 잔, 산책 등 다른 활동을 권장해야 한다.

일상에 대한 과도한 공유 자제하기. 과거에는 친척이나 친구로서 당신의 소식을 반겼겠지만, 지금은 상황이 다르다. 휴가 얘기와 사진을 어느 정도 공유하는 것은 괜찮지만, 긴 보트 여행이나 많은 고대 유적에 대해 설명하면 환자가 이해하지 못할 수 있다.

하지만 표현이 매우 어려운 말기 단계에는 일방적인 대화가 더 적절할 수 있다. 친숙하고 애정 어린 목소리를 듣는 것만으로도 만족할 때가 있다.

통화 방식 바꾸기. 과거와는 다른 방식으로 통화해야 할 것이다. 얼굴 표정과 몸짓을 통한 단서 및 메시지가 부족하면 소통이 매우 어려울 수 있다.

아무리 친한 사이라도 '안녕하세요, 저예요.' 대신 '안녕하세요, 아빠. 저는 레베카예요.'와 같이 말함으로써 정신적 처리를 요하지 않도록 하라.

과거에 길고 수다스러운 통화를 즐겼더라도 이제는 간결한 통화에 더 편안해할 것이다. 이를 고려해 짧고 요약적으로 말하면 좋다. 환자가 곧바로 통화를 끝내려 해도 불쾌감이나 거부감을 느끼지 말라. 특히 예전처럼 정중히 작별 인사를 하지 않고 갑자기 종료하는 경우가 대표적인 예다. 그래도 환자는 친숙한 목소리를 들으며 즐거움과 안도감을 느꼈을 것이다.

화상 통화

스카이프로 화상 통화를 할 경우, 초기 치매가 아니거나 초보 사용자라면 누군가가 반드시 도와줘야 한다. 통화 연결이 지연될 수 있으므로 환자가 응답할 시간을 충분히 주는 게 중요하다. 상대방이 너무 빨리 받거나 도중에 끊기면 실망스럽고 의욕이 떨어진다.

지구 반대편에 있는 누군가를 보고 대화하는 시스템은 비교적 간단히 조작할 수 있지만, 연결이 끊기거나 소리에 문제가 생기기도 한다. 이는 대부분의 치매 환자가 해결하기 어려운 일이다.

그래도 미루지 말라. 이러한 최신 기술은 또 다른 유형의 소통을 가능하게 한다. 환자가 최대한 오래 이용하도록 도울 필요가 있다.

하지만 20년 전 캐나다로 이민 간 딸을 둔 환자는 화면에서 자신이 기억하는 것과 다른 모습을 보면 혼란스러울 수 있다.

최신 인터넷 서비스는 의사소통에 큰 가능성을 제시하지만 모든 이에게 적합한 것은 아니다.

치매가 진행되면서 대화 능력이 떨어진다. 대화 도중 갑자기 주제를 바꾸거나 중단하기도 한다. 그래도 괜찮다. 환자는 분명 대화를 통해 무언가를 얻었을 것이다. 대화가 중단되거나 만족을 주지 못해도 별 문제가 없는 한 신경 쓰지 않아도 된다.

이 모든 것이 환자의 모습이다.

5
언어와 어휘

어휘의 선택은 매우 중요하다. 물론 환자의 정신적 처리 수준을 최소한으로 요해야 한다. 질환의 단계별로 영향이 다른데, 초기 단계에는 조정할 필요가 거의 없다.

이해를 위한 일반 지침

이해를 돕기 위한 몇 가지 일반 지침을 소개하면 다음과 같다.

최대한 단순하고 일상적이며 구체적인 표현을 사용하라. 미리 고민하라. '메리는 방금 온갖 종류의 스무디를 만들 수 있는 매우 정교한 주방 기기를 새로 구입했어요.'라 말하고 싶다면 다시 한번 생각해 보라. '메리에게 과일 주스 만드는 기계가 새로 생겼어요… 너무 좋아요.'라 수정하되, 가급적 기계를 가리키면서 얘기하면 시각 단서를 통해 어휘를 확장할 수 있다.

'철학', '질투' 등 추상어를 자제하라.

무례하거나 비하적인 어휘를 자제하라. '밥을 먹인다'보다는 '점심을 주고 있다'고 표현하라.

처리 부담이 큰 복잡한 시제를 피하라.

'오늘 데이비드가 우리를 방문했더라면 좋았을 텐데요. 분명 즐거운 시간을 보냈을 거예요.'

대신에 이렇게 말하라. *'데이비드는 오늘 오지 않았어요. 안타깝네요. 좋은 친구인데.'*

가급적 현재 시제를 사용하라. 다음 주에 누군가 방문한다는 말은 환자에게 큰 의미가 없다.

수동태가 아닌 능동태를 사용하라. '제니는 오늘 아침 데이케어 센터로 옮겨졌어요.'라 말하지 말라. 이 경우 어딘가로 택배를 배달하는 것처럼 들린다. '제니는 오늘 아침 버스를 타고 데이케어 센터에 갔다.'고 표현하라.

각자의 단어 습관이 있음을 감안하라. 환자 특유의 단어 습관에 적응하고 항상 이를 활용하라.

가능한 한 자연스럽게 그의 세계로 들어가야 최고의 소통이 이뤄지기 때문이다.

가정용 승용차를 '모터'라 부를 때 '자동차'라고 고쳐 주는 대신 '모터'가 무엇을 뜻하는지 알아낼 필요가 있다. 마찬가지로, 특정 사물의 이름을 잊어버리거나 '와이퍼'를 '행키'라 바꿔 말하기도 한다. 이것이 습관화되면 당신도 그 단어를 사용하면 된다. 그의 표현에 놀라거나 당황한 표정을 짓지 말라.

환자와 자주 접촉하는 사람들이 그의 습관적 어휘와 문구를 알고 있는지 확인하라.

지시나 안내는 최대한 명확히 표현하라. 모호한 표현은 금물이다. 길을 걷던 환자가 우회전할 때 '그 길이 아니에요.'라 말하면 안 된다. 이는 도움이 되지 않을 뿐 아니라 오히려 비판으로 들릴 수 있다. 팔을 부드럽게 잡고 가려는 방향을 가리키면서 '우체국을 지나 왼쪽으로 가세요. 이쪽이에요.' 식으로 말하라.

마찬가지로, 물건을 건네주고 싶을 때 'TV 옆에 있는 걸 집어 저한테 줄래요?' 대신 주의를 집중시킨 후 '데이비드… TV 리모컨(가리키며)을 저에게 줄래요? 옆 테이블에 있는 빨간 머그잔 옆으로 넘겨주면 돼요.'와 같이 말하라.

풍부한 어휘를 사용하되 실제와 다른 문구는 피하라. 다음은 간단한 대체 문구의 예시다.

- 맥주 한 잔은 마실 수 있어요. (*목이 너무 말라요.*)
- 말을 먹을 수 있어요. (*너무 배고파요.*)
- 찬장에 그의 해골이 있어요. (*그는 몇 가지 비밀이 있어요.*)
- 그는 박수 치는 사람처럼 갔어요. (*그는 매우 빨리 갔어요.*)

환자가 이러한 문구를 사용하거나 완전히 이해하면 괜찮다. 하지만 시간이 갈수록 자제하는 게 낫다는 사실을 깨닫게 된다. 환자는 점점 더 혼란스러워하고 불안감이 커지기 때문이다.

누군가 갑자기 크게 기침하는 상황을 상상해 보라. 일반인이라면 방에 사자가 있는 줄 몰랐다며 농담 삼아 말할 수 있다. 하지만 치매 환자는 문자 그대로 해석해 당황한다. 무슨 뜻인지 알아내려고 애쓰면서 화를 내거나 혼란이 가중된다. 따라서 이러한 문구는 아예 피하는 편이 낫다.

환자가 벨트를 못 매고 있을 때 '괜찮아요, 아빠. 제가 할게요. 요즘은 벨트 매는 게 까다롭거든요.'라 말하면서 대신해 주기도 한다. 이렇게 하면 일을 더 빨리 끝낼 수 있다. 하지만 그가 스스로 할 수 없음을 확인시키는 메시지이기도 하므로 학습된 무력감을 유발할 우려가 있다. 환자를 돕는 요령을 익히게 되면 '아빠, 벨트 매는 게 좀 어색한데요… 제가 도와 드릴까요?'라 말할 것이다. 이 같은 과정은 일종의 모험이고 다소 시간이 걸릴 수 있다. 그러나 환자에게 무력감을 주는 것은 바람직하지 않다.

때때로 환자는 자동적이고 사회적인 반응으로 당신의 말에 고개를 끄덕이며 동의할지 모른다. 그렇다고 말한 내용을 이해했다는 의미는 아니다. 확실치 않으면 주요 사항을 점검하라. '그래서 엄마, 우리는… 할 거예요.'와 같이 끝 부분을 높여 강조하라. 그러면 원하는 답을 이끌어 낼 것이다.

질문하기

바로 대답해야 할 질문을 환자에게 던지면 정신적 처리의 부담이 커진다. 물론 대부분의 의사소통과 마찬가지로, 부담 정도는 치매 단계와 상태에 따라 다르다.

환자에게 질문하기 전에 먼저 두 가지 사항을 고민해야 한다.

1. *이것이 정말 필요한가?*
2. *꼭 필요하다면 다른 방법으로도 정보를 얻을 수 있을까?*

환자는 당신이 사용하는 단어뿐 아니라 표정과 어조를 통해서도 무언가를 요구하고 있다고 느낀다. 그러면 대부분 당황스러워한다. 아무리 간단한 질문이라도 환자가 답하기에 어려울 수 있음을 기억하라.

당신은 이러한 충고가 잘 이해되지 않을 수 있다. 의사소통에 있어 질문은 보편적이고 필수적인 것인데, 이를 피해야 한다면 너무 비현실적이지 않을까? 하지만 치매 환자의 경우 소통에 대한 전반적인 접근 방식을 재고해야 한다.

몇 가지 유의 사항을 살펴보자.

'어떻게 지내요?' 같은 질문은 대체로 괜찮다. 거의 자동적으로 '좋아요, 감사합니다.'라 말하기 때문이다. 열까지 세거나 옛 동요를 암송하는 것도 좋다. 이들은 매우 오랫동안 내재되어 있어 접근하기 쉬운 편이다.

말하고 싶은 주제를 중심으로 이야기를 시작한다. 이는 직접적으로 질문하지 않고도 정보를 얻는 데 유용한 방식으로, 환자에게 단서를 주게 된다. 기억의 깊숙한 곳에서 대답을 끄집어내기보다 인식에 기반하여 생각하도록 유도한다.

이웃이 최근에 방문했는지 알고 싶을 때 '존이 아빠를 보러 왔었나요?'라 묻는 경우가 있다. 그러나 이렇게 하면 기억을 떠올리며 불안해할 우려가 있다. 먼저 이웃에 대해 말을 꺼내는 게 더 나은 접근 방식이다. '키가 크고 짙은 수염을 기른 존은 좋은 이웃이에요. 저는 그와 대화하는 게 좋아요.'라 말하면서 환자가 기억을 떠올리고 있는지 계속 관찰하라. '존은 가끔 당신을 보러 와요.'라고 여러 번 언급할 수도 있다. 이 과정에서 환자는 '존'이라는 주제에 집중할 여유가 생기고 '존이 여기 있었어요.'라 말할 수 있게 된다. 존이 방문한 날짜는 중요하지 않다. 불안감을 유발하지 않으면서 정보를 제공하도록 유도하는 방식이 바람직하다.

치매 환자와의 소통에서 중요한 원칙은, 질문하지 않고 말하는 것이다.

질문과 함께 단서를 제공하면서 집중하도록 하라. 앞의 예와 유사하게 '지난주 당신이 북부 지역을 방문했다고 들었어요. 어땠나요?'라 질문하지 말라. 이는 너무 모호하다. '에든버러에 사는 데이비드와 앨리슨, 사랑스럽고 넓은 집, 멋진 적갈색 고양이….'처럼 주의를 끄는 말을 하라.

이 과정에서 제공한 구체적인 정보가 환자의 기억을 불러일으킨다면 바람직한 경우다. '지난주'와 같은 문구는 초기 단계를 넘어선 환자에게는 거의 의미가 없다. 물론 알아들을 수는 있지만 특정 맥락에서 그 의미를 파악하기란 쉽지 않은 일이므로, '지난주'인지 '그 전 주'인지는 당신만 알면 된다. 실제로 어떤 환자는 이런 문구를 듣고 지난주인지 그 전 주인지를 알아내려 애쓰느라 질문의 핵심보다 세부 사항에 얽매이기도 한다.

그리고 사교적인 호의를 기대하지 말라. 환자는 대화 차례를 지키는 게 어려울 수 있다.

환자가 말을 시작하는 시점이 바로 당신이 말을 멈추고 귀 기울여야 할 때다. 그가 계속 말하도록 적절한 단서와 정보를 제공하라.

이 모든 것이 지나치게 번거로운데다 환자가 대화에 관심이 없을 수도 있다. 평소와 달리 피곤하거나 약물의 영향으로 말하고 싶지 않을 때도 있다. 하지만 대부분의 사람들은 사회적 교류를 원하지 않을까? 다만 환자의 상태가 이를 어렵게 만드는 것이므로 당신의 도움이 절실하다.

개방형 질문 피하기

'뭐 마실래요?'와 같이 질문하지 말라. 이 경우 온갖 종류의 음료가 뒤섞이므로 환자의 처리 부담이 엄청나게 커진다. 일단 주의를 끌었다면 '차 아니면 커피?' 식으로 말하라. 물론 음료는 시간대와 선호도를 고려해 제공한다. 옷

입기와 관련해 '오늘은 뭘 입고 싶어요?'라거나, 옷을 보여주며 '오늘 입을 옷은 이거예요.'라 말하기도 한다. 그러나 보다 바람직한 방법은, 몇 가지를 보여준 다음 어느 옷을 선호하는지 묻는 것이다.

환자의 선택권을 존중하되 생각할 거리를 너무 많이 주지 않는 게 좋다.

초기 단계에는 이 정도로 단순화하지 않아도 된다. 이후 단계에서는 기본적인 선택조차 어려우므로, 환자의 선호도를 고려해 당신이 결정하게 될 것이다.

가정형 질문 피하기

'복권에 당첨되면 뭘 하고 싶어요?'와 같은 가정형은 개방형 질문과 마찬가지로 상상을 불러일으키므로 정신적 처리가 많이 요구된다.

최근 일에 대한 세부 정보 요구하지 말기

다음의 두 예를 살펴보자.

① '지난 목요일에 조앤이 여기 있었나요?' 대부분 지난 목요일에 무엇을 했는지 말하기 어렵다. 하물며 치매 환자라면 거의 불가능에 가깝다. 이 같은 질문은 자신의 상태를 상기시키고 사기를 떨어뜨리기도 한다.

② '아침에 뭐 먹었어요?' 이 질문 역시 치매로 인해 손상된 최근기억에 접근하는 일이다. 이것이 정말 중요할까? 혹시 중요하다고 판단되면 앞서 언급한 대로 아침 식사에 관한 주제를 먼저 꺼내면 된다. 이웃 존의 예를 참조하기 바란다.

프롬프트 및 단서 활용하기

'아빠, 앉을래요?'라 말하며 의자를 두드리거나 가리키면 도움이 된다. 가급적 행동, 마임, 제스처 등으로 말을 뒷받침하라.

환자의 시선으로 상황을 바라보려고 애써야 한다. 그가 말을 가장 쉽게 이해할 수 있는 방법은 무엇일까?

흔히 '이집트의 수도는 어디일까요?', 'MP는 무엇의 약자일까요?' 등의 퀴즈나 단어 게임을 치매 환자에게 시도한다. 이는 두뇌 활동을 활성화해 치매의 진행을 늦추는 데 도움이 된다. 여기서 한 가지 고려할 사항이 있다. 발병하기 전에 고차원적인 정신 활동을 많이 한 경우 인지 저하에 대응할 수 있는 전략을 더 잘 발휘한다. 하지만 이에 관해서는 의견이 분분하다.

치매 환자에게 두뇌 스트레칭 요법과 같은 활동을 강요하면 불안과 불편을 줄 위험이 매우 크다.

'질문은 이해했는데 답은 모르겠다.'고 생각할 수도 있다. '답을 알아야 하는데 도저히 생각이 안 나네. 내가 정말 멍청한가 봐. 왜 나한테 이런 걸 시키지?' 친척이나 친구가 이런 기분을 느끼면 좋겠는가?

물론 초기 단계에는 이러한 활동에 참여하고 싶어 할 수 있다. '좋다'는 대답은 환자의 의향이 충분히 반영된 것으로 간주해도 무방하다.

대답이 '예' 또는 '아니요'인 질문이 바람직하다. 특정 상황에서 '차 한 잔 마실래요?', '추워요?', '피곤해요?' 등의 질문을 하면 효과적이다. 하지만 모든 대화에 적용하기에는 분명한 한계가 있다.

대화 문제

환자와 대화하다 보면 예기치 못한 문제가 발생하기도 한다. 몇 가지 대처법을 소개하면 다음과 같다.

환자가 대화 도중 맥락을 벗어나면,

1. '전쟁 중 몰타에서 보낸 시간에 대해 얘기하고 있었어요….'처럼 가능한 한 자연스럽게 환자가 말한 내용을 요약해 준다.
2. 프롬프트 역할을 하는 문장('메리와 관련된 것')으로 질문하라.
3. 대화 주제와 관련해 무엇이든 말하도록 격려하고 지속할 수 있도록 유도하라. 당신은 환자를 대신해 말하는 게 아니라 그가 다시 말하도록 도와야 한다. 생각을 정리하고 있을 때 적절한 프롬프트를 제시하면 다시 말을 이어 갈 수 있다. 더 좋은 생각이 떠올랐다면 그것으로 넘어가도록 격려한다.

융통성을 발휘하라. 이미 포기한 주제를 되돌리려고 애쓰지 말라.

환자가 주제의 실마리를 놓치면 '이제 ...에 대해 얘기해 봅시다.'와 같이 주도권을 잡고 부드럽게 대화를 이어 간다.

환자가 무언가에 대해 잘 얘기하고 있지만 특정 단어를 떠올리지 못할 경우, 그 단어가 무엇인지 알더라도 대신 말해 주면 안 된다. 만약 '휠체어'라면 의구심과 격려가 뒤섞인 표정으로 첫소리 '휘'와 같은 단서만 제공한다.

환자가 찾고 있는 단어를 확실히 안다면, 당신의 혀끝에 그것이 있는 척하고 함께 탐색하면서 '아, 무슨 말인지 알겠어. 지금 그게 뭐야? 껍질을 벗기고 있는 노란 과일 말이야….' 식의 단서를 제공한다.

말 대신 마임, 그림, 글 등 적절한 방식으로 유연하게 대처하라.

앞서 소개한 전략에 얽매이지 말고 '문제가 생긴 것 같은데 제가 도와 드려도 될까요?'와 같이 말한 다음 옳다고 판단되는 전략을 적용하면 된다.

일이 진행되려면 당신이 직접 말해 주는 게 최선이라 여길 수 있지만, 가능한 한 환자가 말하도록 도와라.

이 모든 과정에는 시행착오가 수반될 것이다.

환자가 사실과 다른 말을 할 때는 굳이 바로잡지 않아도 된다. 이는 기억에 문제가 있음을 상기시킬 뿐이다. 2주 전에 의사를 만났는데 어제 진료를 받았다고 말할 경우, 이것이 환자의 현 상태이므로 바꾸려고 애쓰지 말아야 한다. 자신의 말이 사실이라고 믿는 그에게 거짓말을 하고 있다는 메시지를 주기 때문이다.

어떠한 상황에서도 사실과 다른 내용을 두고 논쟁하거나 격렬히 다퉈서는 안 된다. 이는 전혀 의미 없는 일인데다 극도의 불안과 분노를 유발할 수 있다.

또한 환자와 모순되는 주장을 하거나 억지로 받아들이도록 강요하면 긍정적인 결과를 얻지 못한다. 그 순간에는 받아들이는 것처럼 보이지만 곧 잊어버리기 때문이다.

예외적으로 세부 사항을 수정할 필요가 있다고 판단되면 분노를 유발하지 않고 행할 방법을 찾아야 한다.

실제로는 마리아지만 헬렌을 봤다고 말할 경우 '미안해요, 제가 놓쳤네요.

마리아를 봤다고요?' 식으로 반응한다. 그러면 환자가 잠시 멈춘 다음 '아, 네. 마리아요….'라며 넘어갈 가능성이 높다. 굳이 '헬렌'을 언급할 필요는 없다. '헬렌이라고요? 다른 사람이었는데요. 마리아 아니었나요?'와 같이 반문하지 말라.

마찬가지로, 창밖에 내리는 폭우를 보며 '눈이 정말 많이 오네.'라고 말한다면 '네, 비가 정말 많이 오네요.'라고 답해 준다. 환자가 수정된 내용을 알아차릴 수 있지만, 자신이 무시당했다는 느낌은 받지 않을 것이다.

손주 두 명의 이름을 혼동한 경우 아이의 감정도 고려해야 하므로 수정해 주는 게 좋다. 하지만 할아버지가 기억에 문제가 있어 가끔 혼동한다고 미리 설명하면 아이들도 대개 이해하고 받아들인다.

흔히 'thingummy'와 같은 허구어를 사용하기도 하는데, 이 경우 누락된 세부 정보를 추가해 주면 된다. 예를 들어 '데이비드가 새 물건을 샀어요.'라 말하면 '네, 데이비드의 새 카메라를 봤어요. 아주 좋던데요.'라 응한다. 이는 환자에게 새로운 언어를 가르친다기보다 대화를 시작하거나 도중에 참여할 때 내용을 완성하고 풍부하게 만드는 효과가 있다.

치매가 진행되면서 소위 언어의 사회적 품위를 잃게 된다. 안부를 물어도 아무런 답변을 듣지 못할 수 있다. 항상 타인에게 관심을 갖고 신경 써 온 경우라면 이 같은 상황이 낯설게만 느껴진다. 환자가 당신의 말을 방해하거나 멀리 떨어져 얘기해도 중단시키지 말고, 당신의 말이 끝날 때까지 기다리라고 강요해서도 안 된다. 환자의 행동은 현재 상태를 반영한다. 혹시 말하다가 잠들더라도 언짢아하지 말라.

함께하는 시간에 기뻐하고, 즐거운 순간을 많이 선사하라.

어느 정도의 공감은 단어를 떠올리지 못하거나 맥락을 잃었을 때의 불안감을 줄여 준다. '가끔은 저도 적당한 단어가 안 떠올라요.' 혹은 '나이가 들수록 더 자주 잊어버리는 것 같아요.'라고 말하면 된다.

이것이 사소한 거짓말일 수도 있고 아닐 수도 있지만, 환자가 스트레스를 덜 받고 대화를 보다 쉽게 이어 가는 방안이 된다면 그다지 중요하지 않다.

물론 이러한 공감 전략은 환자의 능력을 넘어서는 일이다. 돌봄 과정에서 겪는 스트레스나 어려움에 대해 그의 공감을 기대하지 말라.

이해할 수 없는 말을 하면 다시 말해 달라고 요청하거나 한두 번 우회적으로 얘기할 수 있지만, 이를 반복해서는 안 된다. 그의 말에 동의하지 않는데도 그대로 따르겠다고 말하는 것은 바람직하지 않다. 하지만 불가피한 상황이 발생하면 고개를 끄덕이거나 미소를 지으며 수긍하는 듯한 모호한 태도를 취해 준다. '당신과 얘기하게 돼서 반가웠어요.'와 같이 보편적인 지지의 말을 하라. 멍하게 바라보거나 이해할 수 없다는 듯한 표정을 짓지 말라.

특히 말기 환자가 특정 단어를 반복하거나 이해되지 않는 말을 하면, 신중히 메모한 다음 친척이나 친구와 함께 그의 과거 행적에서 단서를 찾아본다. 그러고 나서 해당 주제로 돌아와 더 많이 얘기하도록 독려한다.

이상한 단어나 문구를 사용해도 무시하지 말라. 환자가 말하는 단어나 문구에 직접 드러나지 않는 의미가 담겨 있을 수 있다. 무언가를 전달하고 싶어도 과거에 사용했을 법한 단어, 즉 당신을 이해시킬 만한 표현을 만들어 내지 못하기도 한다.

'내 뇌가 뽑혀서 타 버렸다.', '이 돌을 언덕 위로 끌고 가는 중이다.' 같은 환자의 말을 제대로 이해하기는 어려울 것이다. 그러나 예전처럼 말하고 생각하고 추론할 수 없는 좌절감을 나름의 방법으로 최대한 표현하고 있는지도 모른다. 사실 특정 문구의 의미를 이해하는 일이 어렵지는 않지만 그렇다고 항상 쉬운 것만은 아니다.

과거의 일을 마치 현재인 것처럼 말할 때는 불안한 상태일 수 있다.

그러나 지금 이 순간이 그가 경험하고 있는 현실임을 알아야 하며, 그 세계에서 벗어나 지금 여기로 데려오려 해서는 안 된다.

환자는 단지 잊어버린 게 아니라 자신의 말이 사실이라 여기는 것이다. 아마도 다음 날이 되면 지금처럼 말하지 않을 확률이 높다. 그의 생각과 말은 예기치 않은 순간에 이해되기도 한다.

아무리 짧더라도 대화를 통한 상호 작용이 환자에게 의미 있는 일임을 명심하라. 하지만 다시 만났을 때 그가 대화 내용을 기억하지 못해도 놀라지 말라. 이는 지극히 정상이니 언짢아해서는 안 된다.

일반인과 대화하기

환자와 일반인이 함께 있는 경우 당신은 일반인과의 대화에 몰두하기 쉽다. 원활히 소통할 수 있다는 데 안도감을 느끼며, 대화에 참여하지 않아도 환자가 옆에 있다는 사실조차 잊기도 한다.

환자를 놀라게 하는 말이 오갈 때도 있다. 예를 들어 직장 동료를 두고 '어제 존을 봤는데, 너무 거만하더라고요. 그는 별로 좋은 사람이 아니고 이해하기도 힘든 사람이죠.'라며 평소의 대화 속도로 말할지 모른다. 안타깝게도 환자는 몇 마디만 듣고 자신에 대해 험담한다고 여기지만, 제대로 표현할 수 없어 불편해한다.

친구와 편히 대화하고 싶다면 단둘이 있을 때 시도하라.

환자에 관한 문제를 친척이나 친구와 의논하려면 그가 없는 자리에서 시도하는 편이 낫다. 대화 내용을 듣고 놀라거나 혼란스러워할 수 있기 때문이다. 그에게 전달할 내용이 있으면 나중에 따로 알려 주면 된다.

언어가 단순화되고 빈약해져야 하는 현실이 어떤 면에서는 슬프지만 환자 입장에서는 가장 바람직한 상태다. 그럼에도 극단적으로 치우치지 말고 균형을 잡는 요령이 필요하다. 너무 일찍 단순화해 말하면 깔보는 듯한 느낌을 준다. 그러나 말기에는 언어와 어휘를 내폭 줄여야만 효율적인 소통이 가능해진다.

가장 유익하고 적절한 행동 기술을 학습하려면 당신 자신에 대해 모니터링할 필요가 있다. 환자가 잘 이해한 말을 기억하고, 그에게 하지 말았어야 할 실수를 했으면 신중히 반성하라.

만남과 헤어짐

치매가 없는 친구나 친척과 통화할 때는 TV를 켜 놓은 채로 갑작스레 질문하고 빠른 속도로 대화를 나눌 수 있다. 그러나 치매 환자라면 무슨 일이 일어나고 있는지 이해하는 과정에서 스트레스와 혼란 수준이 높아진다.

방문이나 연락을 시작하고 종료할 때 조금만 미리 생각하면 된다. 이것이 소통을 잘하는 요령이다.

당신이 누구이며 무슨 말을 하려는지 환자가 확실히 알기 전까지는 대화를 시작하지 않는 게 좋다. 예컨대 방에서 오랜 친구인 데릭과 대화하는 상황을 떠올려 보자.

당신: 데릭.

(눈 맞춤, 팔 만지기, 악수, 미소 등 가장 자연스럽고 적절하다고 생각하는 행동을 하라.)

당신: 안녕, 난 마사야.

(오래 알고 지낸 사이라도 이름을 말해 주는 게 좋다. 환자가 당신 이름을 기억하려고 애쓰는 상황을 만들지 말라.)

(그가 당신을 알아보는지 확인한다.)

당신: 반가워. 잘 지냈어, 데릭?

환자와 함께 살면 그의 일상을 알게 된다. 시간이 지날수록 늦잠을 잘 가능성이 있다. 따라서 기상했을 때의 인사는 매일 비슷해야 하며, 하루 일과에 대한 정보를 굳이 말하지 않는 게 좋다. 이러한 정보는 아침 식사를 하고 약을 먹은 후에 얘기해도 늦지 않다.

첫 만남 때는 신체 접촉이 효과적이다. 악수를 오래 하고 눈을 마주치는 것은 좋지만, 지나치게 강렬해서는 안 된다. 어깨에 팔을 두르거나 포옹을 하는 것도 유익하다. 그러나 모두가 이러한 접촉을 환영하는 것은 아니다. 대부분은 효과가 있지만, 성별, 문화, 종교 문제도 고려해야 한다. 가능한 한 환자에게 민감하게 반응하라. 그에 대해 파악한 것, 그를 더 잘 아는 사람의 지식을 바탕으로 행동하라.

전문가와의 초기 접촉. 환자가 잘 알지 못하는 의사, 변호사, 사회복지사, 기타 방문자와의 접촉은 필요한 일상 중 하나다.

주로 당신이 먼저 소개하고 대화를 시작할 것이다. 예전에는 당연히 환자가 직접 소통했을 영역이다.

의료나 기타 전문가와 만날 때 사전에 알아야 할 사항이 있다. 환자의 증상과 요구를 명확히 파악하고 메모해 두는 것이다. 대화가 시작되면 당신은 중개자 역할을 한다. 문제를 설명하고, 의견을 표현하도록 격려하며, 전문가의 답변을 이해했는지 확인한다. 일부는 나중에 추가로 설명해 주기도 한다.

첫 만남 때 환자의 태도를 평가하라. 그가 당신에게 어떤 메시지를 보내는가? 피곤해 보이는가? 얼굴 근육이 긴장되어 있는가? 표정이 매우 밝아 보이는가? 이러한 질문에 답하면 환자를 어떻게 대해야 할지 파악하는 데 도움이 된다. 예를 들어 피곤하고 기운이 없어 보이면 앉아서 얘기하거나 TV를 시청하는 게 바람직하다. 반대로 활력이 넘친다면 공원을 산책하는 것도 좋다.

당신이 한동안 방을 비우면, 상태가 악화된 환자는 당신이 방에 있었다는 사실조차 잊는다. 다시 돌아왔을 때 중단한 일을 지속할 수 있으리라 기대하지 말라. 간단히 자기소개를 하면 만남을 재개하는 데 도움이 된다. 정원 등에 다녀왔다고 말해 줄 수도 있다. 가급적 환자를 놀라게 하는 행동은 피해야 한다.

환자는 당신이 떠날 거라고 생각하지 않는다. 헤어질 시간이 되면 환자는 달갑지 않아 하며 놀랄 수 있다. 따라서 미리 준비시키는 게 좋다. 지나가는 말투로 곧 돌아올 거라고 말하라. 떠날 시간이 다가오면 이를 다시 반복하라. 코트를 집어 무릎 위에 올려놓고 말하는 것도 괜찮은 방법일 수 있다.

긍정적인 느낌으로 마무리하라. 환자에게 감사를 표하라. 덕분에 즐거운 시간을 보냈다는 인상을 줘야 한다. 만났을 때와 마찬가지로 따뜻한 신체 접촉을 하는 것도 바람직하다. 이 모두가 그를 소중히 여긴다는 메시지를 주기 때문이다. 마지막에는 곧 다시 만나자며 마무리한다.

일주일 후 목요일 3시에 다시 연락하겠다는 식의 약속은 무의미할 뿐 아니라 환자가 이해하거나 외우려고 애쓰는 과정에서 불안감을 유발한다. 하지만 정해진 날짜가 있다면 그의 다이어리에 메모하고 이를 확인시켜 준다.

떠날 때 누군가가 당신을 대신하도록 하라. 이는 타격을 완화하는 효과가 있지만 현실적으로 항상 가능한 것은 아니다.

대화 주제 선택

환자가 실제로 대화를 원하는지 확인할 필요가 있다. 피로와 약물의 영향으로 가만히 앉아 있거나 다른 사람의 말을 듣는 것만으로도 행복할 수 있다. 당신이 곁에 있다는 사실 자체가 그와 정을 나누고 무언의 우정과 응원의 메시지를 전달하는 일이므로 이 또한 괜찮다. 그가 원하지 않으면 대화나 활동에 참여하라고 강요해서는 안 된다. 또 다른 기회가 주어질 것이다.

대체로는 대화하고 싶어할 가능성이 더 높다. 가능한 한 대화하기 쉬운 주제를 찾고, 환자의 관점을 반영해 줄수록 좋다.

- 환자를 만났을 때 그가 무엇을 하고 있는지 파악하라. TV 보기, 정원에서 일하기, 개 쓰다듬기 등등. 어떤 행동이든 그가 가장 최근에 생각한 결과이므로, 이에 집중하고 발전시켜 확장해 나간다.
- 가끔 방문하는 경우라면 측근에게 전쟁, 일, 휴일, 취미, 반려동물 등 주요 관심사를 미리 물어보는 게 효과적이다.
- 오래된 사진이나 물건은 매우 유용한 단서가 된다(9장 참고).
- 남성과 여성은 종종 다른 주제에 관심을 보인다. 한 여성이 다른 여성에게 '오늘 뭘 입어야 할지 고민이었죠. 이 상의가 스커트와 잘 어울리나요?'라며 빙글빙글 돈다면, 이는 대화를 시작할 단서가 된다. 제스처와 질문하는 듯한 목소리 톤을 사용하면 환자가 더 쉽게 동조할 수 있다. 이렇게 하면 주제를 제기하는 것은 당신이지만 그의 생각이 무엇인지 알게 된다.
- 성별에 상관없이 요리, 자동차, 휴일, 반려동물 등 다양한 주제에 대해 동일하게 접근할 수 있다. 관련된 사진이나 브로셔를 활용하면 항상 도움이

된다. 말기에는 이해할 수 없는 말이나 행동을 할지 모른다. 말을 주고받으며 잘 표현하도록 돕기 위해 환자에게 말이나 행동을 반복해 준다. 또한 그가 언급한 단어로 문장을 만들어 주면 좀 더 쉽게 확장할 수 있다.

- 당신이 상상 게임을 좋아한다면, 간단한 교류를 통해 환자의 반응과 표현을 유도할 수 있다. 결국 '언어 탁구'와 같은 소통으로 연결된다.
- 다른 이들처럼 환자 역시 고통스러운 과거 기억이 있을지 모른다. 가까운 가족은 이를 잘 알고 있지만, 그를 잘 모르는 사람이라면 조심해야 할 내용이 무엇인지 미리 알아두면 좋다.

6
비언어적 의사소통

의사소통은 단지 말에만 국한되지 않는다. 비언어적 의사소통은 서로에게 메시지를 보내는 데 많이 활용된다. 다양한 추정치가 있지만 비언어적 의사소통의 비중을 약 90%로 보는 견해도 있다. 90%! 이를 감안할 때 의사소통은 다음과 같이 구분된다.

- ◆ 단어: 10%
- ◆ 음색, 음량, 속도, 음정 등: 40%
- ◆ 제스처, 자세, 표정, 몸짓 등: 50%

정확한 수치는 아닐지라도 말 이외의 요소들이 의사소통의 상당 부분을 차지한다는 사실은 분명하다.

비언어적 의사소통의 형태는 매우 다양하며, 그중 일부는 무의식적인 수준에서 일어난다. 이는 말하는 내용을 명확히 하거나 강화하고 의미를 부여하는 데 효과적이다. 치매가 진행되면서 언어적 처리가 어려워질수록 비언어적 의사소통의 중요성이 점점 더 커진다. 어떤 상황에 이르면 전혀 말하지 못할 수도 있기 때문이다.

대부분의 사람들은 계획하거나 미리 생각하지 않고 손동작과 같은 비언어적 의사소통을 자동적으로 사용한다. 하지만 종종 의도적인 경우도 있다. 변호사는 목소리를 크게 낮췄다가 갑자기 다시 높인 다음 "배심원 여러분, 무고한 사람에게 무죄를 선고해 주시기 바랍니다!"라며 힘주어 말하기도 하고, 자신의 말에 담긴 메시지가 잘 전달되도록 배심원들을 응시하면서 침묵하다 부드럽게 고개를 끄덕일 수도 있다.

존 클리즈, 빌리 코놀리, 레니 헨리, 마이클 매킨타이어와 같은 코미디언들이 표정과 성대모사를 활용해 이야기에 얼마나 많은 표현적 가치를 부여했는지만 봐도 알 수 있다. 이야기를 전달하는 데 사용하는 단어 수는 의외로 적은 편이다. 의미 있는 멈춤, 제스처, 갑작스러운 움직임, 속도 변화 등을 고려하면 90%라는 수치에 충분히 수긍이 갈 것이다.

치매 환자뿐 아니라 그와 상호 작용하는 사람이 사용하는 비언어적 의사소통의 예는 무수히 많다. 여기서는 그중 일부만 언급할 것이다. 누군가를 돌보는 과정에서 사용하는 특수한 용례도 소개하고자 한다.

미소

미소는 가장 보편적이고 중요한 비언어적 의사소통 중 하나다. 환자는 종종 여러 가지 이유로 불안, 걱정, 두려움을 느끼는데, 이때 당신이 웃어 주면 안정감을 줄 수 있다. 특히 그가 부정적인 감정 상태라고 생각될 때마다 웃어 주는 습관을 들이는 게 좋다. 하지만 과용해서는 안 된다. 그러면 가식적으로 보일 위험이 있다. 평소에 얼마나 많이 웃는지 돌아보고 20% 정도 늘리도록 노력하라.

동전의 다른 면도 고려해야 한다. 환자가 부정적인 의미를 알아채고 불안해할지 모르므로, 지나치게 진지하거나 침울한 표정, 찡그린 얼굴은 보이지 않도록 주의하자.

치매 환자와의 소통은 일반적인 경우와는 다른 방식으로 관계에 큰 영향을 미치며, 보다 많은 노력과 집중력이 필요하다.

목소리의 높낮이와 어조

말하는 방식은 내용을 강조하거나 의미를 더하는 데 많은 영향을 준다. 큰 소리로 말할 경우 짜증이나 강조, 혹은 상대방이 못 알아들었다는 메시지를 드러낸다. 부드럽게 말하면 민감함이나 동정심, 주변 사람을 방해하지 않으려는 우려를 나타낸다.

문장 말미에 목소리를 높이면 질문한다는 뜻이다. 반대로 목소리를 낮추면 하려던 말을 끝냈음을 의미한다. 이 같은 변화가 환자에게 미칠 영향을 염두에 두고 모니터링하면서 반응을 적절히 조정해야 한다.

환자와의 소통 방식을 재구성할 때, 내용을 강조하고자 약간 과장할 수도 있지만 결코 지나쳐서는 안 된다. 당신의 말에 반응하지 않거나 관심이 없다고 해서 그가 무심하거나 불친절한 게 아님을 기억하라. 보편적인 대화와 달리, 이러한 반응을 환자의 인성으로 받아들이면 안 된다.

울음

치매 환자의 감정은 매우 빠르게 변하고, 그 원인을 찾아내지 못할 수 있다. 우는 행위는 강렬한 감정을 경험하고 있다는 메시지를 드러내므로, 하던 일을 멈추고 환자에게 집중하면서 적절한 소통 기술을 활용해 원인을 파악해야 한다. 우는 사람을 말리려고 하지 말라. 울음은 안도감을 줄 수 있는 소중한 표현 방식이기도 하다. 그러므로 먼저 위로와 도움을 주고 싶다는 의사를 분명히 밝혀야 한다.

이상 행동

옷, 신발, 벨트, 신체 일부로 소란을 피우거나 극도로 흥분한 경우, 혹은 불안해 하면서도 말로 표현하지 않는 경우에는 행동에 담긴 메시지를 파악한 다음 문제를 해결한다. 예를 들어 여성이 의자에 앉을 때 치마를 걷어 올리기 시작하면 화장실에 가고 싶다는 신호일 가능성이 높다.

마찬가지로, 당신의 몸을 밀치거나 손을 내미는 행위는 강렬한 비언어적 표현이다. 이 경우 화를 내며 우는 행동을 보일 때와 유사하게 대응한다. 문제를 이해하고 해결하기 위한 첫 단계로 먼저 감정의 온도를 낮추는 게 필요하다.

발한 및 근육 긴장

뚜렷한 이유 없이 땀을 흘린다면 무언가를 알리는 신호다. 불안이나 질병, 너무 높은 실내 온도 탓일 수 있다. 환자가 말로 명확히 설명할 수 없다는 가정하에 원인을 파악하려는 노력과 기술을 발휘해야 한다.

또한 모든 것이 괜찮다고 말해도 통증이나 불편으로 인한 얼굴 근육의 긴장이 있는지 잘 살펴야 한다.

자세·보디랭귀지·개인 공간

환자가 구부정한 자세로 앉아 있으면 부정적인 인상을 준다. 낙담하거나 무기력해 보이고 친근감이 떨어지므로, 소통을 독려하기 위해 자세를 바로잡아야 한다. 그렇지 않으면 목소리까지 작아질 수 있다.

당신의 자세도 소통의 중요한 요소가 된다. 위협적이지 않고 도움을 줄 사람으로 보여야 한다. 당신이 관심을 기울이고 있다는 인상을 주는 게 좋다. 그러려면 앉거나 서 있을 때 편안하고 포용적인 자세를 취하라. 팔짱은 끼지 않는 편이 낫다.

그가 물리적으로 얼마나 가까이 있기를 원하는지 알아 둘 필요가 있다. 친척이나 매우 가까운 친구 사이에서는 괜찮지만, 그렇지 않은 경우 너무 가까이 다가오면 불편이나 위협을 느끼기도 한다. 말로 표현하지 않더라도 얼굴을 돌리는 등의 비언어적 신호를 보내는지 주의 깊게 살펴야 한다.

향기

점심시간이 가까워지면서 음식 냄새가 난다면 이를 활용한다. 하던 일을 멈추고 주의를 집중시킨 다음 향기를 들이마시도록 해 보라. 약간 과장되게 즐거운 표정을 짓고 주방이나 식당을 향해 손짓하면서 '점심시간입니다.'라고 말한다. 이는 환자의 식욕을 자극하는 데 효과적이다. 마찬가지로, 식탁에 접시와 수저를 놓는 소리를 내어 식사 준비 시간임을 알리는 방법도 있다.

그러나 향기에는 한계가 있다. 치매 초기에는 별다른 전략이 필요 없으나, 후기로 접어들면 이 같은 자극에 반응하지 않을 가능성이 높다. 따라서 명확한 말이나 제스처 등 보다 직접적인 행동이 필요하다.

음악

음악은 환자에게 여러 가지 방식으로 중요하게 작용할 수 있다. 음악을 들으면 기분이 좋아지고 기억을 떠올리도록 자극한다. 다채로운 소리는 모든 이에게 도움이 된다고 알려져 있다. 예를 들어 음악은 스트레스와 흥분 수준을 낮추고 감정을 이완시킨다. 치매 환자의 공격성이나 편집증을 완화하는 데 유용하며, 무엇보다 부작용이 전혀 없다. 음악을 '비약물적 진정제'라 비유하는 것도 이 때문이다. 또한 과거의 기억을 끄집어내 수면 위로 끌어올리는 데도 효과적이다.

하지만 몇 가지 고려 사항이 있다.

- 당연하겠지만, 시간이 지나면서 취향이 바뀔 수 있음을 항상 염두에 두고 환자가 좋아하는 친숙한 음악을 들려준다.
- 최신 현대 음악은 피하는 게 좋다. 특히 라디오에서 흘러나오는 팝 음악은 가사가 너무 빨라 환자가 따라가지 못할 때가 많다. 내용이 귀에 거슬리지는 않더라도 직접 따라 하기는 쉽지 않다.
- 당신의 도움 없이 환자가 스스로 음악을 재생할 수 있도록 하라. CD 플레이어를 눈에 잘 띄는 곳에 두고 옆에 간단한 설명서를 붙여 두면 좋다(재생 경험이 있다면 당분간 필요 없음). 말기로 갈수록 당신의 도움이 필요해질 것이다.
- 일부 연구에 따르면, 클래식 음악은 치매 환자에게 더 편안함을 주고 동요와 스트레스를 낮추는 효과가 있다. 따라서 환자가 좋아하는 친숙한 음악이 없다면 팝보다 클래식 음악을 들려주는 게 효과적이다. 하지만 개인의 취향도 많이 작용한다.
- 어떤 음악은 과거의 불행한 사건과 연관될 수 있으므로, 가능한 한 이를 미리 파악하고 자제하는 게 좋다.
- 환자가 좋아하는 음악으로 재생 목록을 구성하라.
- 특정 아티스트나 장르의 음악을 무제한으로 재생할 수 있는 웹사이트를 활용하라.

부정적 메시지

환자라고 해서 비언어적으로 전달되는 부정적 메시지를 알아듣지 못하는 것은 아니다. 당신이 똑같은 질문을 여러 번 받는다고 상상해 보자. 당연히 화가 날 뿐 아니라 괜찮은 척하기도 매우 어렵다. 환자의 생각은 정확히 알 수 없는데다 당신을 불편하게 한다고 여겨 화를 낼 때도 있다. 다만, 치매 환자의 경우 비언어적 신호를 읽는 능력이 향상될 수 있다는 일부 전문가들의 견해도 있다.

항상 그렇지는 않지만, 당신이 최대한 인내심을 발휘하면 환자를 평온한 상태로 이끌 수 있다.

만약 당신이 지친 상황이라면, 잠시 돌봄에서 벗어나 산책이나 명상, 쇼핑, 친구와의 수다를 즐겨라. 환자가 당신의 감정을 이해하고 양보하며 행동을 조정하리라고 기대하지 말라.

제스처·마임·수화·표정

환자에게 차 한 잔을 권하고 싶다면 다가가서 낮은 목소리로 '차 한 잔 하실래요?'라 말하라. 중기 이후에는 이 같은 간단한 질문조차 알아듣지 못할 수 있다. 그가 더 쉽게 이해하도록 다음의 방법을 활용하라.

- ◆ 눈을 크게 뜨거나 눈썹을 치켜올린다.
- ◆ 질문이 끝날 때 목소리 톤을 높인다.
- ◆ 두 검지를 T자 모양으로 잡는다.
- ◆ 고개를 한쪽으로 살짝 기울인다.

언어적 소통처럼 비언어적 제스처도 어느 정도의 정신적 처리가 필요하므로 그가 응답할 시간을 기다려 줘야 한다.

제스처가 말을 뒷받침하는 상황은 무수히 많으므로, 소통을 더 쉽게 하기 위해 기본적인 수화를 활용하는 것도 좋다.

몇 가지 예시는 다음과 같다.

- ◆ 엄지손가락을 위나 아래로 향하게 해서 좋고 나쁨을 표시한다.
- ◆ 접시를 만지다 갑자기 손을 떼서 뜨겁다는 표시를 한다.
- ◆ 두 손을 모아 한쪽 머리 옆에 대고 취침 시간임을 알린다.
- ◆ 화장실에 들어가기 전 양치질하는 흉내를 낸다.
- ◆ 손을 가운데 두고 '브르르르' 소리를 내면 외출할 테니 코트를 입으라는 뜻이다.

제스처의 예는 무궁무진하다. 일반인과 대화할 때도 활용하면 일상적인 단어의 보조 수단이 된다. 그러나 치매 환자의 경우 좀 더 목표가 분명하고 신중한 제스처를 사용해야 한다.

실제로 필요해지기 전인 초기와 중기 단계에 몇 가지 제스처를 미리 사용해 보는 것도 효과적이다. 이해 능력이 더 떨어지고 제스처가 소통의 핵심 수단이 될 때 잘 활용하도록 충분히 익숙해지는 시간이 필요하다.

이 모두가 환자를 어린아이처럼 대하는 게 아니라, 의사소통 문제에 대처하기 위한 실질적인 방법을 찾는 과정이라는 점에 유의하라.

치매를 앓은 지 수년이 지난 말기에 이르면 의미 있는 소통이 전혀 불가능하다는 사실을 믿기 어려울 수 있다. 실제로 보편적인 의미의 의사소통이 거의 사라지기는 하지만, 완전히 소멸되는 것은 아니다. 이 시기에는 어느 정도의 추측과 직감이 필요하다.

또한 다음과 같이 가정하는 게 중요하다.

환자는 여전히 그곳에 있다.
그는 동행을 원한다.
그는 의사소통을 위한 자극을 원한다.

이 같은 가정이 항상 들어맞는 것은 아니다. 표현 능력을 상실한 말기 환자에게는 특별한 의향이 없다고 판단하기 쉬워 장기간 방치되기도 한다.

전문가들의 권고에 따르면, 올바르게 접근할 경우 생애 말기까지도 일방적인 대화, 음악, 손 쓰다듬기 등 어느 정도의 의사소통이 가능하다. 혹자는 말기 환자와의 의사소통을 혼수 상태인 사람과 소통하는 것에 견주기도 한다. 이는 광범위한 주제이므로 여기서 세세히 살펴보기 어렵지만, 다음과 같은 작은 제스처 속에서 소통의 실마리를 찾는 게 중요하다.

◆ 눈을 미세하게 움직이는 것
◆ 고개를 살짝 움직이는 것
◆ 고통이나 안도를 나타내는 미세한 표정

앞서 언급했듯 환자를 돌보는 데는 어느 정도의 탐색이 필요한데, 특히 말기에는 더욱 그러하다. 조명을 켜고 음악을 들려주거나 음료를 건넨 다음 어떤 제스처를 취하는지 살펴보라. 그러고 나서 제스처의 의미를 파악하고 적절히 대응하라. 예를 들어 불을 켰는데 약간 고통스러운 표정을 짓는다면 바로 끄는 게 좋다. 이는 매우 기본적인 소통 방식이다.

옷

옷은 많은 것을 말해준다. 자신이 입는 옷에 큰 관심을 보이는 이들도 있는데, 보편적으로 우리는 정체성을 드러내는 옷을 선택하기 마련이다. 치매 환자도 마찬가지지만 특정 상황에서 자신이 선호하는 옷을 입고 있는지 확인하고 선택하기가 점점 더 어려워진다. 편안한 쇼핑과 많은 선택권이 있던 과거와 매우 다를 뿐 아니라 타인의 도움이 더 필요해진다.

환자가 선호하는 옷을 입고 자신이 누구인지 알도록 도와야 한다.

예컨대 옛날에 입던 치마의 길이, 신발의 실용성 등을 주제로 대화할 수 있다.

익숙한 옷을 입으면 생활의 연속성을 유지하는 데 효과적이다. 색이 약간 바래고 수선이 필요한 옷도 활용 가능하다. 새 옷이 필요하면 그와 함께 쇼핑하라.

어떤 옷을 선택하든 깨끗하고 얼룩이 없는 게 좋고 적절히 다림질되어야 한다. 그렇지 않으면 환자는 무시당하는 기분을 느끼고, 방문자 역시 유사한 메시지를 받을 수 있다.

옷은 다양한 상황에서 단서를 주는 역할을 한다. 예를 들어 늦은 시간이 되면 환자의 가운과 슬리퍼를 조심스럽게 그의 시야에 놓아 둔다. 이는 곧 잠자리에 들 시간이라는 메시지를 전달하기 때문에, 말로 설명하는 내용을 더 쉽게 이해시킬 수 있다. 마찬가지로 외출이 예정된 경우 외투, 장갑, 우산을 미리 꺼내 두는 것도 좋다.

하나의 활동이나 장소에서 다른 것으로 이동할 계획이라면, 환자가 새로운 상황에 적응하도록 서서히 진행한다. 외출할 시간이 되었다고 서둘러 외투를 입히면 혼란과 놀라움을 유발하므로 사전에 준비시켜야 한다. 항상 미리 생각하라.

헤어 스타일링도 옷과 유사하다. 말기로 갈수록 실용성이 높은 스타일을 선택하는 경향이 있지만, 환자(특히 여성)의 이미지에서 매우 중요한 부분임을 고려해 선호하는 스타일을 최대한 오래 유지하도록 돕는다.

신체 접촉

환자와의 신체 접촉은 다양한 긍정적 메시지를 전달하는 데 일조한다. 그러나 불안감을 느낄 수 있음을 염두에 두자. 이에는 양육 환경, 성적 문제, 과거의 정신적 충격, 문화적 또는 종교적 엄격함 등 다양한 이유가 존재한다. 물론 친한 친구나 친척이라면 신체 접촉에 대한 환자의 생각을 잘 알지만, 상태에 따라 감정이 바뀔 수 있다는 점을 기억하자.

환자의 반응을 모니터링하고 이에 민감하게 반응해야 한다. 그러면 편안히 여기는 것이 무엇인지 곧바로 파악할 수 있다.

그럼에도 불구하고 신체 접촉이 실제로 매우 좋은 일이라는 데에는 변함이 없다. 환자 역시 접촉을 원하지만, 이를 제대로 표현하기 어려워 충족시키지 못할 때가 있다. 신체 접촉의 필요성과 욕구는 나이가 들면서 더 증가한다는 견해도 있다.

신체 접촉을 특별히 싫어하거나 불편하게 여길 경우 적정한 수준으로 조정해야 한다. 일단 과감히 도전하고 망설임을 극복하면, 그것이 얼마나 편하고 즐거운지 느낄 수 있다.

흥미롭게도 여성이 남성에 비해 신체 접촉을 더 선호한다는 연구 결과도 있다.

앞서 언급했듯 환자의 주의를 끌기 위해 팔을 부드럽게 만지면 효과적이다. 포옹, 악수, 어깨동무, 가볍게 등 두드리기 등은 긍정적인 메시지를 전달하며, 불안을 진정시키는 데 도움이 된다.

하지만 갑자기 또는 뒤에서 접촉을 시도해서는 안 된다. 누구인지 확인할 여유가 있어야 하고, 잠시 뒤에 접촉하리라는 마음의 준비가 필요하다. 마찬가지로, 환자와 함께 외출할 때 갑자기 손목을 잡고 문 쪽으로 끌어당기지 말라. 이는 어린 시절 선생님이나 부모님에게 벌을 받던 기억을 떠올려 불안감을 유발할 수 있다.

보편적으로 느리고 약간 머뭇거리는 접근 방식이 가장 바람직하다.

신체 접촉은 좀 더 친밀한 소통의 가능성을 열어 준다.

손잡기. 이 간단한 행동이 전달하는 강력한 메시지가 의심스럽다면, 첫사랑과 손을 잡았을 때를 떠올려 보라.

등·손·발 마사지. 특히 기분 좋은 향의 오일이나 크림을 사용하면 즐거움과 휴식을 제공하는 동시에 깊은 친밀감을 전달한다. 머리를 감거나 빗을 때도 유사하다. 몇 마디 말만 하는 의사소통의 한 형태로, 대화의 복잡함을 피할 수 있어 부담을 없애 준다. 즉 일대일 대화의 흐름을 더 쉽고 자연스럽게 만든다.

신체 접촉을 일종의 치료적 접근으로 생각하면 밀접한 접촉에 대한 어색함을 없애는 데 유용하다. 예를 들어 병원 방문처럼 스트레스를 주는 일정에 앞서 간단한 손 마사지를 받으면 마음을 진정시키는 데 효과적이다.

남성의 습식 면도. 면도는 또 다른 감각적 경험이다. 아버지나 삼촌의 면도를 돕는 일이 낯설 수 있지만, 관심을 전달하고 그 자체로 즐거움을 준다는 점을 명심하라. 이 같은 경험은 질적으로 높은 대화를 나누는 데에도 도움이 된다.

성적 결합. 사랑을 표현하는 능력이 제한된 경우에도 성적 결합은 큰 위안을 주고 긍정적인 메시지를 전달한다. 환자와의 관계에서 성적 결합이 일부를 차지했었다면 가능한 시기까지 이를 지속하는 게 좋다.

그러나 성적인 문제에 있어 어려움이 따르기도 하는데, 이는 10장에서 다시 살펴보자.

신체 접촉. 다른 의사소통 채널을 더 이상 사용할 수 없기 때문에 말기에는 신체 접촉이 특히 중요하다. 절대적이지는 않지만 접촉에는 몇 가지 장점이 있다. 예를 들어 손이나 머리를 잡고 쓰다듬는 행위는 안심과 위안의 메시지를 전달한다.

치매 말기의 신체 접촉. 의사소통 능력이 거의 없고 침대에 누워만 있는 단계에서는 환자를 안아줌으로써 따뜻함과 사랑의 감정을 전한다. 이는 갓 태어난 아기를 안는 것과 비슷한데, 마치 인생이 회로처럼 순환한다는 깨달음을 준다.

7

활동, 치매, 의사소통

활동의 핵심: 의사소통

활동은 두 사람 이상이 무언가를 함께하는 것으로, 말하기, 듣기, 관찰하기, 신체적으로 반응하기, 미소 짓기, 만지기, 특정 행동 수행하기 등을 뜻한다. 일반인과 마찬가지로, 다양한 활동이 제공하는 자극은 환자에게 중요하고 유익하다. 비록 말로 표현하지는 못해도, 누군가가 활동에 함께 참여하고 에너지를 쏟으려는 태도를 긍정적으로 받아들인다.

또한 환자는 활동을 통해 자신을 드러내고 말로 표현하기 어려운 것을 전달하기도 하며, 자극을 받음으로써 보존된 기능을 향상시키고 명확화한다. 몰입을 유도하는 구조화된 활동이 단어유창성(word fluency)을 높이고 낱말 찾기 어려움을 줄인다는 보고도 있다.

활동은 반복적인 일상에서 벗어나 기분을 전환하는 좋은 방법이기도 하다.

지루하게 반복되어도 기대할 만한 즐거움이 있고 삶은 여전히 좋을 수 있다는 긍정적인 메시지는 환자에게 동기를 부여한다.

현재의 능력을 최대한 발휘해 활동에 참여하면, 여전히 할 수 있는 일이 있고 무시되어서는 안 된다는 메시지를 세상에 전한다.

그러나 다른 많은 경우처럼 상태에 따라 당신의 도움이 필요할지 모른다. 환자의 신체적 불편도 고려해야 한다. 관절염 등으로 일부 활동이 어려운 경우, 가능한 범위 내에서 활동이 이뤄지도록 조정안을 마련한다. 특별히 힘들지 않으면서도 즐거울 만한 활동을 고안한다.

무엇보다 보편적인 의사소통과 마찬가지로, 기존의 방식이 여전히 유효하리라고 가정해서는 안 된다.

다음의 사항들에 유의하자.

활동에 참여하라고 구구절절 설명할 필요는 없다. 어떤 활동이든 새롭기보다는 단순한 학습에 중점을 두라. 예를 들어 신체 동작을 보고 환자가 따라하도록 한다. 이 같은 활동은 초기와 중기에 가능하지만, 환자가 불안해하면 중단하거나 피해야 한다.

이미 익숙하거나 변형된 활동이 바람직하다. 과거에 많이 했던 일, 취미, 요리나 그림 그리기 등의 활동을 할 때 연관된 단계를 기억해 낼 가능성이 높다.

'어떻게 하고 싶으세요?' 식으로 말하지 말라. 초기에는 이러한 개방형 질문에 답하기 위해 너무 많이 생각하는 경향이 있다. 따라서 그의 선호도를 파악해 몇 가지 활동을 제안한다. 말기에는 환자가 좋아할 만한 활동을 정한 다음 이를 시도하는 게 더 낫다.

미리 계획을 세워 환자에게 적합한 시간을 정하고 준비된 자료를 확인하라. 일단 활동이 시작되면 환자는 관찰하고 기억에 접근한 다음 참여하기 시작하고 끝까지 따라가게 된다. 이때 격려와 제스처로 활동을 최대한 쉽게 만들어야 한다. 나중에는 감자 깎이 도구를 손에 쥐어 주는 등 상당히 지시적인 자세가 필요할 것이다.

무언가를 함께하고 있다는 느낌을 주라. 물론 당신이 대부분의 시간을 주도하고 책임져야 하지만, 환자도 활동의 진행 방식에 대해 어느 정도 발언권이 있다고 느껴야 한다.

최종적인 결과가 아니라 참여한다는 데 의의가 있음을 명심하라.

환자는 활동을 끝내지 못하거나 곧바로 흥미를 잃을 수 있고, 제대로 수행하지 못할지도 모른다. 하지만 참여를 통해 얻는 즐거움과 자극에 비하면 이는 크게 중요하지 않다. 흥미를 완전히 잃었다면 굳이 활동을 끝내도록 강요하지 말라. 완수하지 못한 데 대해 당신이 실망할 필요도 없다. 다만 환자가 성공한 것이면 무엇이든 소중히 여겨라.

성취에 대해 항상 칭찬하라. 활동을 잘했건 못했건 칭찬을 표현하되, 지나치게 과장해서는 안 된다.

특정 활동을 잘 완수하면 다른 사람에게도 알려라. 환자와 함께 시간을 보내는 이들에게 알림으로써 선호도를 파악하도록 돕는다.

능력치 이상을 요구하지 말라. 환자의 정신 능력은 손상된 상태이고, 시간이 갈수록 더 악화될 것이다. 부담을 준다 해도 더 많이 성취할 가능성은 거의 없다. 실제로 환자의 능력을 넘어서는 일을 요구하면 동요를 일으킬 뿐 아니라 상실한 것을 떠올릴 위험이 있다. 현행 수준 또는 그보다 조금 낮은 수준을 목표로 하라. 과학적으로 정확하지는 않지만, 더 많이 시도할수록 요령을 터득하게 된다. 반면 치매 초기에는 너무 쉬운 일을 시키지 않도록 주의해야 한다.

다른 사람의 견해를 확인하라. 특정 활동의 적합성에 의문이 든다면 주저하지 말라. 치료에 관여하는 의료 전문가, 환자와 함께 활동하며 능력을 알아가는 친구나 친척 등과 상의하라.

활동을 단순화하거나 조정한다. 이는 환자를 무시하거나 어린아이 대하듯 하라는 뜻이 아니다. 효과가 있는 활동을 하는 경우에 해당하며, 진행하는 데 필요한 선에서 이러한 태도를 취한다.

가급적 정신적 처리가 덜 요구되는 활동을 찾아라. 시간이 갈수록 부담이 적은 활동에 주력해야 한다. 시행착오를 겪기도 하겠지만, 콩주머니 던지기, 풍선 두드리기 등 직관적인 활동도 시도한다. 인간은 본능적으로 장난스러운 아이 같은 성향을 갖는데, 환자라고 해서 다르지 않다.

치매 환자와 어린 자녀를 돌보는 일을 비교하는 데 대해 지나치게 민감한 반응을 보이기도 한다. 몇몇 유사점도 있지만 중요한 차이도 있음을 명심하자.

환자가 오랜 친구나 동료와 계속 연락하도록 도와야 한다. 이는 활동과 소통의 기회가 된다.

지금 이 순간이 중요하다. 특정 상황에서 사람들과의 친교를 잘 유지하는 게 바람직하다. 그 이상은 기대하지 말라. 며칠 후 '지난주 카드 게임은 좋았나요?'라고 묻지 말라. 이는 정신적 처리 부담이 큰 질문이다. 이에 대해 얘기하고 싶다면 활동을 정확히 설명하고, 연관된 물건 몇 가지를 근처에 두어 내용을 상기시킨다.

활동의 이점 중 하나는, 부담이 큰 정형화된 방식에 비해 집중적인 대면 대화로써 더 쉽고 자연스럽게 소통할 수 있다는 사실이다. 활동 자체가 대화를 이끌어내는 계기가 되기도 한다.

보존된 능력을 환자가 최대한 활용하도록 독려할 필요도 있다. 말기에는 그의 일을 대신해 주는 게 더 쉬워 보이지만, 이러한 태도는 자칫 능력을 많이 상실했음을 상기시킬 우려가 크다.

어느 날 아침 갑자기 특정 활동을 할 수 없게 되는 것은 치매 환자가 겪는 어려움 중 하나다. 과거에는 쉬웠던 일이 더 이상 그렇지 않음을 깨닫게 된다. 좌절과 분노가 따르기도 한다. 이 시점에서 활동의 모니터링 및 조정, 간소화가 필요하고, 중단할 시기를 판단해야 한다.

나는 여러 장의 크리스마스 카드를 매년 보내는 데 큰 자부심을 갖는 한 남자를 알고 있다. 때로 가족을 위한 선물로 수표를 동봉하기도 한다. 그러던 그가 몇 년 전 알츠하이머병으로 진단받았다. 이후 허둥대며 엉뚱한 이에게 수표를 보내거나 카드를 빼먹기도 했다. 자신이 '쓸모없는 바보'가 됐다며 속상해하고 화를 낸 적도 있다. 결국 가족들이 함께 카드를 작성하고 발송하기로 결정했다. 지금은 가족 중 한 명이 명단을 정리하면서 환자가 최대한 참여하도록 독려한다.

어떤 활동이든 미리 준비하라. 좋은 재료를 사용하라. 그림을 그린다면 필요한 모든 재료가 손에 쉽게 닿도록 준비해 두어야 한다. 활동을 계획해 놓고 준비물을 찾느라 시간을 허비하는 것은 바람직하지 않다.

약물, 피로 등 여러 가지 이유로 활동에 참여하고 싶지 않을 때도 있다. 유익한 활동이라는 전제하에 조금이라도 시도해 보면 부드러운 자극에 반응할지 모른다. 그러나 환자가 아무것도 하고 싶어 하지 않으면 의심이나 실망, 유감을 표하지 않고 의사를 존중해야 한다.

활동에 참여하고 싶지 않다고 해서 함께 있기를 원치 않는다는 의미는 아니다.

누군가와 함께 아무것도 하지 않고 시간을 보내는 것, 즉 가장 단순한 활동만으로도 즐겁고 위로가 될 때가 있음을 항상 기억하라.

바람직한 활동

참여할 수 있는 활동은 무수히 많지만, 특정 치매 환자에게 적합한 활동을 찾는 것은 당신의 몫이다. 예를 들면 다음과 같다.

- 게임
- 십자말풀이
- 체스
- 카드놀이
- 그림 그리기
- 모델링
- 전동 열차
- 뜨개질
- 요리

활동 목록은 무궁무진한데, 환자가 과거에 즐기던 게임이나 취미를 계속하는 것이 가장 바람직하다. 난해하지 않은 간단한 십자말풀이, 체스 대신 그림 그리기, 브릿지 게임 대신 단순한 카드놀이('루미'나 '스냅') 등 조정이 필요하다. 게임이 너무 어려워 좌절감을 준다면 조심스럽게 중단하라. 추론, 선택 사항 등이 포함된 게임은 피하는 게 좋다.

초기 단계가 지나면 게임이나 예술 활동은 개인별(예: 인내심이나 정신 기능이 저하된 경우의 컴퓨터 게임) 또는 일대일(예: 치매 환자와 간병인의 카드놀이)로 진행하는 게 바람직하다. 참여자나 진행자로서 활동이 원활히 이뤄지려면 당신의 도움이 필수적이다.

특히 성공 확률이 높은 창의적 활동 중 하나는 콜라주 만들기다. 빈 종이에 판지, 종이, 가벼운 플라스틱, 옛날 잡지 사진, 오래된 시리얼 봉지 등 거의 모든 것을 붙일 수 있다. 완성되면 벽에 걸어 두고 이야깃거리로 활용한다.

치매 말기에 그린 그림은 말로 표현하기 어려운 감정이나 고민을 드러내므로, 결과물을 유심히 살펴보고 메시지를 파악해야 한다.

원치 않을 경우 단어 게임이나 퀴즈를 강행해서는 안 된다. 이러한 활동은 초기 단계에 적절하다.

환자에게 압박을 가하면 불안을 유발하기 마련이다. 당신과 환자가 적절하고 긍정적인 활동이라 판단한다면 매우 간단한 훈련으로 제한해야 한다. 예시는 다음과 같다.

- ◆ 프랑스의 수도는 어디인가요?
- ◆ '실수하는 것은 인간이고, 용서하는 것은 …'이라는 문구를 완성하세요.
- ◆ '무거움'의 반대말은 무엇인가요?

개인 차이도 고려해야 한다. 학구적인 성향이라면 이러한 훈련이 정신적 자극을 꾸준히 제공하는 적절한 방법이 된다.

그리기부터 퍼즐까지 치매 환자를 위한 다양한 활동 도구가 시중에 판매되고 있다. '치매 활동'과 같은 키워드로 온라인 검색을 하면 관련 업체를 찾을 수 있다. '알츠하이머협회' 웹사이트에도 유용한 정보가 많다.

특히 언어재활사는 다양한 활동에 대해 조언해 줄 수 있다.

지원 집단

환자가 참석할 만한 기억력 증진 모임이나 지원 집단이 거주 지역 내에 있을지 모른다. 초기에는 비슷한 수준의 다른 환자들과 내화하는 게 바람직하다. 지역 의료 센터, 언어재활사, 작업치료사, 도서관을 통해 지역 사회에서 이용 가능한 서비스 정보를 제공받을 수 있다.

간병인을 지원하는 모임도 있다. 환자를 돌보는 경험을 다른 이들과 공유하면 서로에게 도움이 되기 때문이다.

8
활동 사례

환자에게 흥미와 자극, 성취감을 주는 활동은 무수히 많다. 그럼에도 불구하고 적절한 활동을 찾는 일이 막막할 수 있다. 다행스럽게도 대부분의 활동은 이미 하고 있거나 과거에 했던 것을 변형하는 데 불과하다.

최신 기술

지난 20-30년간 현대 기술의 눈부신 발전은 특히 의사소통 분야에서 전 세계인들에게 많은 혜택을 가져다주었다. 불과 얼마 전까지만 해도 치매 환자는 이를 누릴 수 없었다. 치매 증상이 나타나기 시작하면 컴퓨터 마우스나 휴대폰 등 현대인이 당연히 여기는 기능을 새로 익히기가 어려웠기 때문이다.

그러나 최근 몇 년 새 치매에 걸린 이들은 이미 TV, 비디오, 노트북 등에 익숙해진 상태다. 앞으로는 이러한 인구가 점점 더 늘어날 것이다. 당신이 도와주면 이전에 익숙했던 장비를 계속 사용할 수 있다.

약간의 상상력을 발휘하면 대부분의 장비가 귀중한 의사소통 자원임을 알게 된다. 다만 환자의 관점에서 사물을 다시 바라보고 가능한 한 최신 장비를 다루도록 도와야 한다.

TV

TV는 재미있는 오락거리지만 전원을 켜고 그냥 시청하게 두는 것만으로는 충분치 않다. 환자가 좋아하면서도 너무 어렵지 않은 프로그램을 택하는 게 좋다.

- 환자가 독립적으로 TV를 켜고 끌 수 있다면, 가급적 크고 단순하며 알아보기 쉬운 버튼이 달린 리모컨을 항상 같은 위치에 놓아 두면 좋다. 방에 있을 때마다 리모컨이 제자리에 있는지 확인하고, 그렇지 않은 경우 찾아서 제자리에 갖다 두라. CD 플레이어도 마찬가지며, 각 리모컨에는 'TV'나 'CD'라고 명확히 써 두어야 한다.
- 익숙한 프로그램이 가장 효과적인데, 'Dad's Army'가 좋은 예 중 하나다. 치매가 더 진행되더라도 이야기의 캐릭터를 이미 알고 있으면 익살스러운 행동에 재미를 느낄 수 있다.
- 누가, 언제, 무엇을 했는지 따라잡기 위해 상당한 정신적 처리가 요구되는 드라마는 피하라.
- 전쟁이나 갱스터 영화, 뉴스 등 불쾌한 주제는 주의하라. 환자에게 오히려 방해가 될 수 있다.
- 시끄러운 팝 음악, 빠른 농담이 주를 이루는 젊은 층 대상의 프로그램은 환자에게 별로 유쾌하지 않을 것이다.
- 중증도가 심해지면 만화나 어린이용 프로그램을 더 좋아하기도 한다. 치매가 심화된 소설가 아이리스 머독은 '텔레토비'를 보며 즐거움을 얻었다고 한다.
- 치매는 점진적으로 진행되므로, 작년에 즐거웠던 프로그램이 올해는 그렇지 않을 수 있음을 기억하라. 과거에는 전혀 즐기지 않던 요리 프로그램에

서 즐거움을 찾을 수도 있다. 따라서 선호도를 꾸준히 모니터링해야 한다.

◆ 반드시 나쁜 것은 아니지만, 말기에는 TV에서 자주 보던 사람(예: 친근한 출연자)이 실제로 집에 방문한다고 착각하기도 한다. 이 같은 반응을 잘 살펴야 한다. 굳이 고쳐 주거나 완전히 동조할 필요는 없다.

비디오 및 DVD

비디오나 DVD는 시청 시간을 통제할 수 있다는 점에서 매우 유용하다. 즉 낮이나 저녁 중 환자에게 가장 적합한 시간을 따로 설정할 수 있다. 단순히 인기 있는 영화를 시청하는 것 외에 다음의 사항을 고려하라.

홈 무비. 즐거운 오락거리 중 하나가 된다. VHS를 DVD로 옮기는 등 사용하기 편한 매체로 전환한 다음 30분 분량으로 보여 주면 효과적이다. 너무 긴 경우 짧게 나눠 편집하는 게 좋다. 사망한 남편이나 아내, 사랑하는 반려동물 등 마음을 상하게 할 만한 자료는 각별히 주의하고, 환자의 반응을 모니터링해야 한다.

선호 프로그램 녹화. 자연이나 바다를 배경으로 한 프로그램이나 좋아하는 스포츠 종목을 선택한 다음 환자에게 가장 적절한 시간에 재생해 준다. 상태가 호전되면 좋아하는 음악을 재생하듯 이러한 프로그램을 정기적으로 활용한다. 음 소거 상태로 영상을 재생하면 정신적 처리에 대한 부담이 한결 줄어든다. 반면에 소리를 켜 두기도 하는데, 화면만으로는 내용을 이해할 만한 주요 정보를 놓칠 수 있기 때문이다.

개인용 DVD 제작. 자신이 자란 마을, 지금은 갈 수 없지만 좋아하는 해변이나 언덕길을 걷는 장면 등을 영상으로 보고 싶을 수 있다. 영상과 함께 좋아하는 음악을 재생해도 좋다.

가족 인터뷰 영상. 어린 시절, 휴일, 학교 생활 등 어느 것이든 무방하다. 환자는 이러한 추억을 떠올리며 즐거움을 느낀다.

인생 DVD. 평생 동안 찍은 많은 사진들을 배경 음악과 함께 홈 무비 중간 중간에 보여 줄 수도 있다. 이에 관한 기술이 있다면 직접 제작해도 좋다. 혹은 관련 서비스 업체에 의뢰하는 방법도 있다.

미국에는 치매 환자에게 DVD를 서비스하는 단체가 있다. 진행자가 등장해 환자와 대화하고 간단한 운동을 하도록 권유하며, 일반적인 관심사에 대해 말을 건넨다. 이를 '비디오 휴식(video respite)'이라 한다. 모두에게 효과적이지는 않지만, 일부 환자는 화면 속 인물과 가상 관계를 형성하고 꽤 오랫 동안 즐겁게 상호 작용한다. 이 시간에 간병인은 식사를 준비하거나 휴식을 취할 수도 있다.

15-30분 분량의 편안한 DVD도 있다. 예를 들어 화창한 날에 작은 나무를 심는 영상의 경우, 특별한 서사는 없으나 작업하는 소리가 선명하게 들리는 가운데 잔잔한 음악까지 흐른다. 이러한 DVD는 셰어 타임 픽처스의 주디 파킨슨이 제작한다.

메모리 뱅크나 스코틀랜드 스크린 아카이브 등에서는 보편적인 관심사가 담긴 개인사 DVD를 제작한다. 휴일, 직장, 가정 생활 등을 주제로 한 DVD도 있다.

DVD의 시청을 촉진하고 공유하는 것만으로도 양질의 의사소통 경험이 된다. 또한 대면 대화의 부담을 줄이면서 상호 작용할 수 있는 좋은 기회일 수 있다.

유튜브(YouTube)

이 놀라운 매체는 특별히 언급할 가치가 있다. 간단하면서도 무료이며, 과거의 무궁무진한 기억으로 가는 창을 열어주기 때문이다.

최근 치매를 앓는 할머니와 한 시간 정도 즐거운 시간을 보낸 적이 있다. 우리는 노트북을 앞에 두고 나란히 앉아 몇 가지 이름을 입력했다. 프랭크 시나트라, 진 켈리, 사운드 오브 뮤직, 리타 헤이워스, 프레드 아스테어. 이들의 이미지가 화면에 나타나자 그는 곧장 행복한 시절로 돌아가는 듯했다. '시나트라가 나이를 많이 먹었네.', '아스테어는 지금 몇 살일까?' 등의 말을 했지만, 나는 굳이 이들이 한참 전에 죽었다고 대꾸하지 않았다.

그녀는 많은 가사를 따라 부르고 음악에 맞춰 몸을 움직이며 손뼉을 쳤다. 그녀의 기쁨은 이루 말할 수 없었다.

컴퓨터나 태블릿 PC

과거에 컴퓨터나 태블릿 PC를 익숙하게 사용했더라도 발병 후에는 누군가의 도움이 필요하다. 또한 기기 작동법 중 일부를 잊어버릴 수 있기 때문에 큰 글씨로 쓰인 간략한 설명서를 제공한다.

인터넷 검색을 통해 오래된 광고, 고대 도시 배경의 영화, 옛날 TV 프로그램, 과거의 군함과 군대 관련 정보 등 흥미로운 영상을 신속하게 찾을 수 있다. 추억을 불러일으키고 대화를 자극하는 자료가 가득한 멋진 세계다. 또한 미국 전역의 가상 비행, 유명 건물 투어 등 눈길을 끄는 콘텐츠도 있는데, 종종 혼란이나 놀라움을 유발하기도 하니 주의하라. 사전 조사를 통해 환자에게 적합한 콘텐츠를 미리 파악해야 한다.

노트북이나 태블릿 PC에서 인터넷 게임(예: patience, chequers)을 할 수 있고, 정신 처리 능력이 손상된 환자용 게임도 활용할 만하다. 터치스크린 기술을 통해 사용자 친화적인 게임을 즐길 수도 있다.

환자를 정기적으로 만나는 사람을 위해 비공개 페이스북 계정을 활용해도 좋다. 이는 치매의 진행을 파악하는 데 도움이 된다. 환자의 과거와 현재 사진을 게시하고, 방문 시 시도해 볼 만한 활동을 제안하라.

음악

음악은 삶의 여러 측면과 연관되며(6장 참고), 하나의 활동으로서도 중요한 의미를 갖는다. 즐거운 음악을 들으면 기분이 좋아지고, 악기 연주를 통해 기쁘고 풍부한 감정을 경험한다.

예전에 악기를 연주했거나 노래 모임에 참여한 적이 있다면 가능한 한 오래 활동을 지속하도록 돕는다. 이에는 여러 가지 이점이 있는데, 무엇보다 자신감을 높이는 데 효과적이다. 그러나 언젠가는 참여하기 어려운 시기가 온다. 환자가 좌절하거나 사기가 떨어지면 활동을 중단해야 한다.

간단한 대화조차 어려운 환자가 몇 년 전에 배운 음악을 연주하거나 노래할 수 있다는 사실은 놀랍다. 만약 음악 모임의 멤버였다면 주최자 중 한 명과 조심스럽게 논의해야 한다. 공감과 배려를 기대한다면 미리 상황을 설명하라.

하지만 합창단과 같은 모임은 직접적인 참여가 필요하므로, 언젠가는 현실적인 결정을 내려야 할 시기가 올 것이다. 이 단계에서는 마음 맞는 친구에게 집에 와서 연주해 달라고 부탁할 수도 있다.

최근 몇 년간 치매 환자를 위한 합창단이 많이 생겨났다. 알츠하이머협회는 '뇌를 위한 노래(Singing for the Brain)'라는 유명한 곡을 부르는 여러 모임을 운영함으로써 참가자와 보호자로부터 많은 찬사를 받고 있다. 협회가 지역 사회의 모임을 안내하기도 한다. 인터넷 검색을 통해 해당 지역의 합창단이나 모임을 찾을 수 있고, 음악 워크숍을 운영하는 자선 단체(예: Nordoff

Robbins)도 고려할 만하다.

특별히 음악을 좋아하지 않더라도 어린 시절이나 오래 전에 듣던 노래를 부르고 싶어 할 수 있다. 음악에 관심이 있다면 이러한 활동을 하는 데 도움이 된다. 노래를 싫어한다고 해서 당신의 목소리를 거슬려 하지는 않을 테니 이를 효과적으로 활용하라.

몇 년 전 니스에 살 때 한 프랑스인 언어재활사를 알게 되었다. 그는 자신이 운영하는 모임을 참관하도록 도와주었다. 대화 능력이 매우 제한된 치매 환자들이 수년 전 배운 노래의 가사와 멜로디를 기억하는 모습에 놀라움을 금치 못했다. 그들은 매우 열정적으로 노래했고 즐거워했다.

노래의 특별한 이점 중 하나는, 호흡을 깊게 할수록 혈액으로의 산소 공급이 증가해 에너지 수준을 높여 준다는 것이다. 또한 자세가 좋아지면서 심호흡이 가능해져 더 크고 선명한 목소리를 내며, 각성 수준을 높혀 의사소통을 원활하게 한다.

음악은 춤과도 연관된다. 건강하다면 춤을 통해 음악이 주는 즐거움을 느끼고 표현할 수 있으며, 몸이 더 건강해지는 효과를 낳는다.

최근 많은 연구에서 신체 활동이 뇌에 미치는 이점을 강조하고 있다.

일상생활의 기억을 촉진하는 수단으로 노래를 권장하는 음악 전문가들도 있다. 물론 노래가 모든 환자에게 적합한 것은 아니며, 치매 단계에 따라 달라질 수 있다. 하지만 혼자 살면서 일상을 계속 잊어버리는 환자를 상상해 보라. 당신이 돕는다면 친숙한 곡에 맞춰 고안된 간단한 단어 세트가 보조 기억 수단이 될지 모른다.

아침에 일어나 양치질하기
주방으로 가서 잼 바른 토스트 먹기
가게에서 우유와 빵 사기
집으로 돌아와 점심 식사로 치즈와 햄 먹기

이 모두가 진부하고 인위적으로 보일 수 있지만, 환자에게 효과가 있다면 수시로 업데이트하며 활용해 볼 만하다.

질환이 진행됨에 따라 악기나 목소리로 자신을 표현할 기능성이 점점 줄어든다. 이 시점에는 음악을 듣는 편이 더 낫다. 개인용 청취 기기를 구입해 음악을 즐기도록 하는 방법도 있다. 하지만 모든 환자에게 효과적인 것은 아니며, 헤드폰과 조절기가 귀찮고 불편할 수 있다. 이 경우 당신의 도움이 필요하다.

음악 감상은 생애 말기까지 지속된다. 해가 되지 않는 한 이것이 사실이라는 가정하에 적용해 본다. 환자가 거의 또는 전혀 반응하지 않더라도 좋아했던 음악을 들려주면 긍정적인 효과를 가져올 확률이 매우 높다. 부모님이 노래를 불러 주던 시절로 돌아가기도 한다. 음악은 인간의 내면을 어루만지고, 정서적 기류로 곧장 연결시키는 힘이 있다.

읽기 및 쓰기

치매 환자가 책을 읽는 것은 점점 더 어려워진다. 과거에 독서가 취미였다면 더욱 안타까운 일이다. 하지만 상상력을 조금 발휘하면 독서 습관을 한동안 유지할 수 있다. 환자가 관심을 보이는 주제를 찾고, 간단한 글과 갖가지 그림이 실린 책을 활용하라. 시간이 갈수록 그림에만 시선을 두기도 하는데, 이 경우 그림에 대한 이야기를 시도하면 된다.

무엇보다 책을 직접 읽어 주면 즐거움을 보다 오래 유지한다. 환자가 예전에 읽었거나 친숙한 주제의 책을 선택하는 것이 가장 효과적이다. 등장인물이 많고 줄거리가 복잡한 책은 바람직하지 않다. 모든 독서 활동은 적당히 짧은 시간으로 제한하고 중간중간 휴식을 취해야 한다.

인터넷 검색을 통해 시나 좋아하는 노래 가사를 활용하기도 한다. 단어 수가 훨씬 적고 메시지가 빠르게 전달되기 때문이다. 활용 가능한 자료(예: Pam Ayres의 작품)는 무궁무진하다.

시의 강하고 유쾌한 리듬과 반복적인 패턴은 원시적인 형태의 창의성을 이끌어 내며, 복잡한 이야기에 비해 접근성이 더 높다. 어릴 적에 알던 시를 읽으면 당시의 기억을 떠올리는 데에도 유리하다.

환자에게는 아동이나 청소년과의 접촉이 매우 반가울 수 있지만, 아이들은 어떻게 해야 할지 몰라 어색해하기 마련이다. 이를 극복하는 방법은, 아이들이 최근 학교에서 수행한 프로젝트를 가져오도록 부탁하는 것이다. 이에 포함된 많은 사진을 보며 함께 대화하는 일은 환자에게 효과적이다. 당신이 명확히 설명해 주는 등 도움을 줄 수도 있다.

글쓰기도 중요한 소통 방식 중 하나다. 하지만 대부분 나이가 들면서 육체적으로나 정신적으로 글쓰기가 어려워지는데, 특히 치매 환자는 더욱 그러하다. 쓰기를 계속해야 할 필요성을 못 느끼기 때문에 점차 흥미를 잃어 간다.

글쓰기가 두뇌 운동을 촉진한다 해도 환자가 원치 않으면 억지로 강요하지 말라.

하지만 글쓰기를 통해 의사소통의 풍부한 가능성이 열리는 환자도 있다. 이의 근거는 다음과 같다.

- 자신의 감정, 염려, 관찰 사항을 언어로 표현할 수 있다. 특히 사적인 일기 형식이 적합하다. 종교가 있다면 간단한 기도문을 쓰는 것도 좋다. 익숙한 글쓰기를 하면, 별 의미는 없어 보여도 환자의 생각을 어느 정도 드러낸다.
- 대화와 달리 상대방을 따라잡아야 한다는 부담이 없다. 언제든지 시작하거나 중단할 수 있다.
- 대면 대화에 대한 부담감 없이, 환자가 전달하려는 내용에 맞는 단어와 문구를 찾기가 더 쉬워진다.
- 개인의 정체성을 보존하고, 자신감과 성취감을 불러일으킨다.
- 현재의 정신 상태를 파악하는 데 유용하나, 이것이 부족한 능력을 상기시키는 단점으로 작용할 수도 있다.

글쓰기가 모두에게 적합한 것은 아니다. 과거에 업무의 일환으로 글을 쓴 환자에게 가장 적합하다. 당신이 자료와 피드백을 제공하고 활동을 격려할수록 대화를 위한 소중한 기회가 많아진다.

직접 쓰는 대신 기기나 스마트폰을 사용해 환자의 말을 녹음하고 나중에 옮겨 적는 것도 하나의 대안이 될 수 있다.

반려동물 돌보기

혼자 사는 치매 환자는 반려동물을 돌보는 일이 점점 더 어려워진다. 오랫동안 함께한 경우 이로 인해 더 큰 상실감을 느낀다. 보편적으로 동물은 별도의 정신적 처리 없이 많은 즐거움과 만족을 주고 동반자 관계를 형성한다. 또한 스스로를 표현하도록 촉진하는 역할도 한다.

몇 년 전 칸 근처 요양원에서 자원봉사를 한 적이 있는데, 항상 테라스에 앉아 있는 치매 할머니가 있었다. 그는 한 번도 웃지 않고 늘 불안하고 초조해하는 표정을 지었다. 언젠가 딸이 강아지를 데리고 방문했을 때 그는 놀라운 변화를 보여 주었다. 말은 거의 하지 않았지만, 강아지를 쓰다듬으며 활기차게 웃고 무척 즐거워했다. 이런 기회가 없었다면 그녀의 매력적인 면모를 알기 어려웠을 것이다. 그전까지는 심술궂고 삶에 무관심하며 그저 사라져 가는 존재로만 보였기 때문이다.

당신이 조금 도와주면 초기 환자는 반려동물을 계속 키울 수 있지만, 장기적으로는 불가능하다. 이 경우 고양이나 개를 키우는 지인을 방문하거나 교류할 기회를 마련해 준다. 반려견을 데리고 산책하는 이웃과 동행하는 방법도 있다.

돌보는 책임 없이도 동물이 전달하는 긍정적인 메시지를 일부나마 경험할 만한 다양한 방법이 있다.

'알츠하이머 스코틀랜드' 단체는 최근 '치매견'을 제공하는 프로그램을 시작했다. 사전에 몇 가지 훈련을 받은 치매견은 말동무가 될 뿐 아니라 약 복용을 상기시키는 등 다양한 방식으로 환자를 돕는다. 앞으로 이 같은 프로그램이 더 늘어날 전망이다.

열대어 어항도 고려할 만하다. 흥미로우면서도 자극이 되며 매일 산책시키지 않아도 된다는 이점이 있다.

가사 활동

환자는 수년간 가정을 돌보았거나 보조했으며, 일상생활의 많은 부분을 책임졌을 것이다. 그러나 치매가 진행되면서 이를 계속할 의욕과 능력을 잃는다. 이때 모든 것이 갑자기 중단되어야 한다는 메시지를 줘서는 안 된다. 더 이상 일하지 않고 쉴 수 있는 기회라는 식으로 포장하는 것도 바람직하지 않다. 이 같은 방식이 효과적일 때도 있지만, 무력감을 주는 경우가 많다.

모든 것을 할 수 없다고 해서 아무것도 할 수 없다는 의미는 아니다.

일부일지라도 지속할 수 있는 방법을 찾아보라. 식사를 준비할 때 채소 껍질을 벗기거나 식탁을 세팅하도록 격려하고, 실수를 하면 묵과하거나 조심스레 바로잡아 준다. 빨래를 개고 정리하는 일을 돕게 할 수도 있다. 이는 치매 단계에 따라 다르다. 당신이 혼자서 하면 훨씬 더 빠를 거라는 인상을 주면 좌절감을 느낄 수 있으므로, 옆에서 모니터링하고 보조하는 역할에 그쳐야 한다.

환자가 부모님 중 한 명이라면 당신이 어렸을 때와 역할이 점차 뒤바뀐다.

일상 활동을 소통의 기회로 활용하라. 환자가 과거에 요리했던 음식을 만들면서 재료에 대해 얘기해 보라. 그러면 예전에 얼마나 힘들었을지 짐작할 수 있다. 조리 중인 음식을 먹게 한 다음 맛이 어떤지 물어보라. 제스처와 수신호로도 충분히 가능하다. 이러한 과정을 통해 환자가 가진 능력을 유지시키고 존중할 수 있다.

현대식 세탁기의 작동법을 모르더라도 예전의 세탁법을 명확히 기억한다면, 이를 재현하고 얘기해 보는 게 좋다. 정원 가꾸기 등 어떠한 집안 일도 마찬가지다.

사교 모임

치매 환자에게 친구 및 친척과의 모임은 양날의 검과 같다. 대부분은 모임에서 큰 즐거움을 얻지만, 여러 명이 참여하는 대화를 따라가기가 어려울 수 있다. 한꺼번에 몰려드는 소음 탓에 대화가 금세 무의미해지고 배타적인 감정을 느끼기도 한다. 그럼에도 불구하고 여전히 대화하고 싶어 할지 모른다.

어느 정도의 사전 계획은 이러한 경우를 대비하는 데 도움이 된다. 환자에게는 일대일 대화가 훨씬 쉽기 마련이다. 방문자와 미리 통화해 이를 주지시켜라. 또한 일대일 대화를 나눌 만한 공간을 별도로 마련하고 꼼꼼히 확인하라.

한동안 보지 못했거나 초면인 방문자를 만날 경우 몇 가지 핵심 사항과 만남 사유를 공유하라. 만나기 얼마 전부터 이 같은 시도를 두 번 이상 반복하면 좋다.

아이들이 환자를 만나는 일을 걱정하는 시선도 있다. 사전에 환자 상태를 간단히 설명해 주고, 주의를 분산시키거나 놀라게 할 만한 소음을 내지 않도록 당부한다. 그리면 아이들과의 만남이 원활할 수 있다.

어린아이는 놀이가 시끄러우면 멀리서 그저 지켜보고 싶어 할 때도 있다.

흔치는 않으나 외국인(심지어 과거에 잘 알던 경우)을 만나는 일도 어려움이 따른다. 특히 말기에는 강한 억양의 외국어나 영어를 들으면 혼란스러울지 모른다. 해외에 오랫동안 거주하지 않았다면 자신의 기억과 외국어를 쉽게 연결 짓지 못한다. 가능하면 만남 전에 방문자의 과거 사진을 보여 주며 해당 국가와 언어에 대해 얘기하라.

외출

환자가 참여하는 대부분의 활동은 주로 실내에서 이루어진다. 하지만 야외에서도 할 수 있는 일이 많다. 날씨가 좋다면 정원이나 근처 공원을 산책하면서, 도로 공사 중인 인부부터 미끄럼틀에서 노는 아이들까지 다양한 일상 풍경을 관찰할 기회를 갖는다. 일상이 당연한 것일 수 있지만, 시각적으로 많은 자극과 즐거움을 주기도 한다.

친구나 친척 방문과 같이 장거리 이동이 수반되는 활동도 가능하지만, 이에는 함정도 존재한다.

내가 아는 한 남성의 어머니는 몇 년 전 혈관성 치매로 진단받았다. 질환이 상당히 진행된 상태였고, 신체적으로 건강함에도 여러 일상생활에서 혼란을 겪었다. 그는 어머니의 생일을 특별하게 보내고 싶어 일주일 동안 둘이서 영국 각지에 사는 친척 세 명을 방문하기로 했다. 잦은 이동과 장소의 변화, 한동안 보지 못한 이와의 만남이 수반되는 시간이었다.

모든 것이 끔찍했다. 어머니는 여행으로 인해 상당히 혼란스럽고 불안해했으며, 극도로 흥분하거나 눈물을 흘리기도 했다. 또한 여행 내내 무슨 일이 일어나고 있는지 이해하지 못했다. 아들은 자신의 좋은 의도와 계획이 불행한 결과를 초래한 것에 화가 났다. 그는 어머니가 과거에 여행을 얼마나 좋아했는지 계속 말해 주었다.

그는 치매 환자의 돌봄과 소통에 있어 가장 중요한 측면, 즉 과거의 방식으로는 효과가 없으며 변화가 필요하다는 사실을 받아들이지 못한 것이다. 환자가 변할 수는 없으므로 당신이 변해야 한다.

의도는 좋았지만 그의 방식은 적절치 않았다. 변화와 전환은 점점 더 어려워지므로, 환자가 단기간에 여러 활동을 수행하는 데에는 무리가 따른다. 마지막으로 친척을 만나야 한다는 목적 때문에 장거리 여행을 감행하는 것은 환자를 우선시하지 않는 태도이며, 상당한 수준의 스트레스와 동요를 유발한다.

그렇다면 이 같은 상황에서 아들은 어떻게 했어야 할까? 절대적으로 옳은

답은 없지만, 분명 그가 할 수 있었던 일은 있다.

◆ 휴가 때 친척 한 명이 어머니의 집을 방문하도록 주선한다.

◆ 친척이 도착하기 전 어머니에게 방문에 대해 설명하고, 몇 장의 사진을 보여주며 추억을 떠올리도록 한다. 그러면 방문자에 대한 기억을 촉진하는 데 도움이 된다.

◆ 친척이 도착하기 전 비밀리에 전화를 걸어 어머니의 현 상태를 알리고, 충분한 반응 시간 주기, 질문하거나 반박하지 않기 등 몇 가지 유의 사항을 말해 준다.

◆ 그리고 난 후 인근에 사는 다른 친척을 방문하는 짧은 여행을 고려한다.

◆ 여행 전 어머니에게 사진을 보여 주고, 친척과는 미리 통화를 시도한다.

외출을 계획하고 있다면 모든 것을 환자의 관점에서 바라봐야 한다. 치매가 진행되면서 나타나는 급격한 변화는 불안과 스트레스를 불러온다. 동물원이나 박람회장에 가고 지구 반대편에 사는 제인 이모를 방문하는 일이 유익하다고 여길 수 있지만, 환자가 거치게 될 모든 여정을 고려해야 한다. 각 단계마다 일과에 없던 일이 포함되어 당황스러울 수 있다.

절대 여행하지 말라는 의미가 아니다. 여행은 즐거움과 자극을 주기도 한다. 다만 질환이 진행될수록 가급적 단순하고 짧으며 친숙한 여행을 해야 한다. 예를 들어 집 근처에 있는 정원이나 시골집에 가끔 방문한다.

걸으면서 흥미로운 풍경을 보고 수프 한 그릇을 먹은 다음 숙소로 돌아오기까지 3-4시간 정도 소요되는 여행이 이상적이다.

이는 아침과 저녁의 모든 규칙적인 일상을 변함없이 유지하고 있음을 뜻한다. 반복할 만한 짧은 여행 레퍼토리를 짜 두면 좋다. 일단 한 번 성공하면 또 다시 성공할 확률이 높다.

외출 시 고려 사항은 다음과 같다.

인생에서 중요했던 장소를 방문하라. 옛 직장, 학교, 과거에 살던 집 등을 방문하는 것은 치매 초기에 가장 적합하다. 이후에는 혼란을 야기하거나 기대만큼 추억을 되살리지 못한다.

미리 계획하라. 적합한 장소를 미리 방문해 카페나 식당 공간이 치매 친화적인지, 화장실이 편리한지, 가볍게 산책할 수 있는 쾌적한 공간이 있는지를 확인하라. 커피 머신과 어린이 놀이 공간이 일으키는 소음은 매우 방해가 된다. 위험 요소로부터 가능한 한 멀리 떨어진 자리를 택하라. 방문 직전에 보여줄 만한 사진을 미리 찍어 두면 효과적이다.

외출해서 항상 많은 일을 해야 한다고 생각하지 말라. 예를 들어 지역 크리켓 경기를 보러 가는 것만으로도 충분히 가치 있는 활동이 된다. 흥미롭지만 부담스럽지 않은 관람 외에 대화를 나눌 기회도 생기기 때문이다. 무엇보다 환자에게 가장 중요한 것, 즉 당신의 친구를 소개할 수 있다.

야외에서 사진을 몇 장 찍어 두라. 집에 돌아와 사진을 인화하면 좋은 대화 소재가 된다. 사진을 두고 얘기할 때 반드시 기억할 점은 '*묻지 말고 말하라*'는 것이다.

치매 카페. 알츠하이머협회와 치매 자선 단체는 환자를 위한 전문 카페를 운영하고 지원한다. 친척이나 친구와 함께 가서 다른 사람들과 대화하고, 전문 상담사로부터 정보와 지원도 받을 수 있다.

여러 감각을 사용하는 활동을 시도하라. 예컨대 정원에서 허브 잎을 손가락 사이로 문지르며 향기를 맡도록 유도하라. 사과를 이용해 껍질 벗기기, 자르기, 파이 만들기 등을 시도하라.

일 년 내내 열리는 축제나 기념일을 챙겨라. 특히 환자의 인생에서 중요한 의미를 지닌 기념일과 활동을 연계하라.

과거에 규칙적으로 해 왔던 일을 활용하라. 예를 들어 출퇴근길에 매일 신문을 샀을 수 있다. 이 경우 당신 등의 도움을 받아 정기적으로 지역 신문 판매점을 오가도록 계획한다.

신문을 이해하는 능력이 머리기사 몇 개를 따라가거나 익숙한 사진을 알아보는 정도에 그치더라도, 이 활동을 꾸준히 시도할 필요가 있다.

마찬가지로 쇼핑은 매우 간단하지만 즐거운 활동이다. 항상 해 오던 일을 지속하는 게 중요한데, 특히 익숙하고 안정감을 주는 일일수록 유익하다.

하지만 집에 돌아와 쇼핑한 물건을 정리하지 말라. 물건이 어디 갔는지 기억하려다 오히려 역효과가 날 수 있다. 이 과정을 공동 활동으로 만들어 시도하는 게 바람직하다.

간단하고 경제적이며 자극을 주는 활동 중 하나는 사람을 구경하는 일이다. 외국에서 휴가를 보내는 수많은 관광객은 이 활동을 통해 큰 기쁨을 얻고, 가까운 친척과 함께 분위기를 만끽하기도 한다. 다만 장소가 적절해야 한다. 사람들이 많이 다니는 야외 카페나 공원이 좋다.

활동을 선택할 때 환자의 선호도가 가장 중요하지만, 새로운 시골집 방문처럼 당신과 함께할 수 있는 것이면 더욱 바람직하다.

치매가 진행될수록 활동에 점점 더 흥미를 잃는다는 사실을 받아들여야 한다. 소리, 풍경, 향기를 직접 제공하는 환경을 조성할 필요가 있다.

좋아하는 음악을 틀어 주고, 도로, 공원, 옥상 등 관심 있는 풍경이 보이는 창문 앞에 의자를 두는 것도 효과적이다. 이러한 자극이 삶을 어느 정도까지 향상시키는지 가늠하기는 어렵다. 다만 과거 경험을 바탕으로 효과적일 만한 활동을 시도하고, 아무리 작더라도 긍정적 혹은 부정적 반응의 징후를 찾아 적절히 대응하라.

9
기억력 및 의사소통 지원 도구

시력이나 청력이 나빠지면 안경이나 보청기를 착용함으로써 주요 의사소통 채널을 최대한 오래 효율적으로 유지하도록 한다. 기억력이 나빠질 경우 상황은 더 어려워진다. 뇌는 훨씬 더 복잡하게 작용한다. 따라서 기억력과 인지 저하로 인한 문제는 여러 보조 장치를 활용해 보완한다.

사진 · 공지 · 표지판

가정에서 환자의 정신적 처리를 줄이는 방법은 무수히 많다. 글자 표지판과 그림으로 된 정보는 치매 중기 단계에 가장 도움이 된다. 초기에는 이들이 필수적이지 않은데, 자칫 무시당한다고 여겨지기 때문이다. 말기 환자는 매우 단순한 그림 외에 아무것도 이해하지 못할 수 있다.

표지판을 게시할 때는 모서리 부분이 접히지 않도록 주의하고, 수시로 정보를 갱신해야 한다. 표지판을 코팅하는 것도 효과적이다. 변경할 때는 너무 많이 바꾸지 말고 이전과 비슷한 모양을 유지해야 한다.

이에 관한 몇 가지 제안과 유의 사항은 다음과 같다.

- 환자가 쉽게 읽을 수 있는 적당한 글자 크기인지 확인하라.
- 템플릿을 노트북에 보관해 두고 수시로 업데이트하라.
- 단어 수를 최소한으로 유지하라.
- 글자와 배경을 뚜렷이 대비시켜 단어가 최대한 부각되도록 하라.
- 단어뿐 아니라 그림도 활용하라.
- 단어가 간단한지 혹은 모호한지 확인하라.
- 모든 공지는 환자가 쉽게 볼 수 있는 높이에 두고, 연관된 장소에 부착하라.
- 이론적인 관점이 아니라 환자에게 이로운 근거를 바탕으로 시도하라.
- 시행착오를 통해 무엇이 가장 효과적인지 파악하라. 개인별로 다를 수 있다.

그렇다면 어떤 것들을 벽에 붙여야 할까?

다이어리 및 달력

다이어리와 달력은 일정을 기록하는 데 유용하며, 특히 초기 단계에 유용하다. 직접 방문하거나 전화해 일정을 확인하는 것도 필요하다. 혼자 사는 경우 방문자가 도착하면 다이어리를 함께 확인하도록 한다. 연관성과 유용성을 고려해 정기적으로 업데이트하는 게 좋다.

사진

가족, 친구, 의료 전문가 등 정기적인 방문자의 사진을 눈에 잘 띄는 벽면에 부착한다. 또는 파일이나 폴더로 저장해 두어도 좋다. 이는 환자가 마음의 준비를 하도록 돕는다. 방문 일정을 말로만 전하기보다 사진도 함께 활용하면 훨씬 더 명확해진다. 각 사진 옆에 '진의 딸', '의사', '간병 보조원' 등 간단한 필수 정보와 이름을 적어 둔다.

사진 속 친구나 가족 중 자주 방문하지 않는 사람이 있다면 오히려 이 사실을 강조하게 되는 단점도 있다.

따라서 수시로 내용을 업데이트하라.

활동 목록

공원이나 카페 가기 등 특정 날짜에 시도하는 활동 목록과 사진을 눈에 잘 띄는 곳에 둔다. 그러면 할 일을 찾고 있던 방문자에게 알림과 힌트가 된다.

라벨

환자는 어느 서랍에 어떤 물건이 있는지 잊어버리기 쉽다. 간단한 그림으로 된 라벨을 붙여 두면 이 같은 정보를 전달하는 데 도움이 되고, 기억해 내려고 애쓸 필요가 없다. 출입문에 표지판이나 그림을 붙이는 것도 유용하다.

특정 목적의 표지판

환자와 함께 사는 간병인이 잠시 외출할 경우 혼란이 발생할 수 있다. 미리 설명을 들었어도 금세 잊고 당황할지 모른다. 이를 방지하기 위해 현관문 안쪽이나 눈에 잘 띄는 곳에 '말콤, 잠깐 가게에 다녀올게요.'와 같은 표지판을 붙여 두면 혼란을 진정시키는 데 효과적이다.

또한 현재 날짜, 주소, 마을/도시명, 일기 예보를 알리는 표지판은 환자가 헤매지 않도록 돕는다. 물론 지속적인 업데이트가 필요하다. 전기나 배터리로 작동하는 시계를 사용할 경우 큰 글자와 숫자, 자동으로 표시되는 정보 등을 확인하고 수시로 업데이트한다.

시중에는 항상 신제품이 출시되므로 자주 검색해 보고 뉴스 보도에도 귀를 기울인다.

지침 및 알림

개인 성향과 치매 단계에 따라 지침과 알림의 필요성이 다를 수 있다. 커피머신, CD 플레이어, 노트북, 세탁기, 휠체어 브레이크, 수중 히터 등의 작동법을 간단한 다이어그램과 함께 설명서로 알려 주면 효과적이다. 이를 붙여 놓으면 특히 혼자 사는 환자가 기본 지침을 잊지 않도록 돕는다. 음료수나 식사에 대한 알림이 적힌 자석 스티커를 냉장고에 붙여 두는 것도 권장할 만하다.

이러한 방식으로 정보를 전달하면, 혼란과 좌절을 피하고 독립성을 촉진할 수 있다.

일정 기간 복용할 약을 요일별로 나뉜 칸에 보관하는 약 상자도 매우 유용하다. 다만 각 칸에 약을 넣는 일은 환자에게 어려울 수 있으며, 제때에 복용하는지도 반드시 확인해야 한다.

정보 카드

혼자 외출이 가능하다면 이름, 몇몇 연락처, 기본 정보(예: '마이크는 기억에 문제가 있으니 질문에 답할 시간이 필요합니다.') 등이 적힌 카드를 눈에 잘 띄도록 소지한다. 알아보기 쉬운 팔찌를 착용해도 좋다. 정보 카드를 잘 활용하면 혼자서도 외출할 수 있다는 느낌을 좀 더 오래 갖는다.

집 주변

연기/일산화탄소 경보기·비상벨·초인종

◆ 알람이 울리면 두려움과 혼란을 유발할 수 있지만, 환자가 혼자 사는 경우 이러한 장치는 필수적이다. 예컨대 냄비를 올려 둔 가스 불을 끄지 않을 가능성이 높은데, 알람은 이러한 긴급 상황을 알려 준다. 최소한 당신에게

전화하거나 경보기, 비상벨을 눌러 도움을 요청할 것이다.

- 비상벨을 소지하기 싫어하거나 잊어버릴 수 있고, 잘못 누르는 일도 발생한다. 하지만 혼자 사는 환자라면 생명을 구하는 통신 수단이 꼭 필요하다.
- 초인종은 혼자 사는 환자에게 명확히 들릴 만큼 충분히 크고 오래 울려야 한다. 정기적인 방문자는 오래 기다려야 한다는 것을 알지만, 다른 방문자의 경우 그렇지 않을 수 있다. 따라서 환자가 문 앞까지 오는 데 시간이 걸린다는 내용의 표지판을 초인종 옆에 부착해 둔다.
- 아날로그보다 디지털 시계가 선호되기도 하지만, 대부분 옛날 방식을 더 친숙하게 느낀다.

방

중요한 정보가 잘 전달되도록 가구와 방의 배치를 조정할 수 있다. 구체적인 사례는 다음과 같다.

찬장, 냉장고, 옷장에 무엇이 있는지 상기시킨다. 유리문에 센서를 달아 조명이 켜지도록 하면 환자의 정신적 처리를 최소화하면서 내용을 전달할 수 있다.

욕실, 주방, 침실 등의 문을 특정 색상으로 칠하면 어느 방으로 연결되는지 식별하는 데 유용하다. 물론 글이나 그림을 첨부해도 좋다. 이러한 단서는 매우 효과적이며, 특히 대비되는 색상은 큰 도움이 된다.

가급적 문을 열어 둔다. 그러면 한 눈에 방을 식별할 수 있다.

이 같은 사고는 환자의 관점에서 사물을 바라보고 효과적으로 변화시킬 방안을 모색하는 과정이다.

환자가 침실에서 대소변을 해결하는 게 가장 이상적이다. 밤에 조명을 켜고 문을 열어 두면 제시간에 용변을 보기가 훨씬 쉽다. 물론 대부분의 침실에는 욕실이 딸려 있지 않으므로, 침실 문에서 욕실까지 벽을 따라 밧줄이나 밝은 색 종이를 부착해 두면 효과적이다. 벽면 콘센트에 꽂을 만한 야간 조명도 고려할 만하다. 또한 밝은 색 변기가 사고 발생률을 줄인다는 보고도 있다.

방문자가 있을 때는 의자 위치를 신중히 고려하라. 초기에는 특별히 중요하지 않지만, 이후 단계에는 필수적인 고려 사항이 되기도 한다. 환자를 중앙에 배치하면 상징적으로 모든 일의 중심이 된다. 환자가 많은 관심을 받는 반면, 주변의 모든 사람들이 말하는 상황이 되기도 한다. 환자는 어디에 집중하게 될까? 여러 명 중 하나가 자신에게 하는 말에 집중할 수 있을까?

환자를 가장자리에 배치하면 일종의 관찰자 역할을 하게 되는데, 이것이 효과적인 경우도 있다. 가족이나 친구가 지켜보는 것을 좋아하기도 하지만, 주도적인 위치에 있다는 부담을 꺼리는 환자는 가장자리를 더 선호한다. 주변 사람들이 그에게 다가가 일대일 대화를 나눌 수도 있다. 그러나 소음 때문에 매우 산만해질 수 있으므로, 별도의 공간에 의자 두 개를 마주 보도록 배치한다.

공간 배치에 있어 정답이나 오답은 없으며, 상황과 개인에 따라 다르게 조정한다. 항상 환자 입장이 되어 현재의 능력과 전문 지식을 바탕으로 최선의 방법이 무엇인지 고민하라.

기억력 및 대화용 보조 도구

앨범

가족 앨범은 추억을 바탕으로 유익한 활동을 시도할 많은 기회를 제공한다. 하지만 몇 가지 주의 사항이 있다.

- ◆ 사진을 보며 '데이비드 삼촌 옆에 있는 사람은 누구예요?'와 같은 퀴즈는 자제하라. 기억하는가? 묻지 말고 말하라.
- ◆ 환자가 말하고 싶어 한다고 판단되면, 사진 속 인물에 대해 설명한 다음 이것이 어떤 기억을 불러일으키는지 살펴보라.
- ◆ 불행한 기억을 떠올리거나 분노할 만한 사진과 기념품은 최대한 자제하라.
- ◆ 사전 준비가 필요하다. 먼저 사진을 살펴보고 사람, 장소, 상황 등 많은 정보를 메모해 두었다가 활동 시 제공하면 도움이 된다. 인물이 잘 드러나는 선명한 사진을 택하고, 한 페이지에 한두 장만 넣는 게 좋다.
- ◆ 환자가 구체적인 질문을 할 경우 사진 속 인물이 죽었거나 아플 수 있으므로 '몇 년 전 일입니다.', '존을 한동안 보지 못했어요.' 등 다소 모호하게 답하라.
- ◆ 의사소통의 가능성을 확장하라. 예를 들어 옛날 사진을 보면서 패션, 자동차, 상점에 주목하고, '저런 파란색 힐맨 헌터가 있었어요.'라며 구체적으로 설명한다. 그러면 환자가 자발적으로 말을 시작한다.
- ◆ 치매의 특성상 똑같은 사진, 특히 과거에 흥미와 기쁨을 주었던 사진을 수시로 꺼내 본다.

기억 앨범

기억 앨범은 메뉴판, 콘서트 티켓, 프로그램, 일했던 직장의 주요 문서, 여행 서류 등 과거의 물건이나 기념품을 중심으로 추억과 대화를 불러일으키도록 구성한다.

다양한 종류의 템플릿과 앨범을 온라인에서 구입해 유용하게 활용할 수 있다. 하지만 상상력을 발휘해 한 사람만을 위한 창작물을 만드는 것도 의미 있다.

어떤 형태든 가끔씩 앨범을 업데이트해야 한다. 예를 들어 앨범을 처음 만든 이후 사망한 친척이나 반려동물의 사진은 삭제하는 게 좋다. 또한 외출해서 찍은 사진도 지속적으로 추가한다.

실물 상자

'뒤죽박죽 상자'를 활용하기도 하는데, 상자 크기와 내용물은 개인에 맞게 선택한다. 내용물로는 어릴 적 장난감, 책, 우표 앨범, 장신구, 학교 보고서, 작업 도구, 가족 여행 기념품, 미니어처 그림 등 무엇이든 가능하다.

환자가 직접 물건을 만지고 느끼도록 유도한다. 가능하면 연관된 향기를 활용하라. 냄새는 과거의 장소나 느낌에 대한 기억을 되살리는 강력한 힘을 발휘한다.

흥미롭게도, 건강한 노인들 중에는 치매를 대비해 자신만의 정리 상자를 미리 만들어 두는 경우도 있다. 그들은 원하는 물건이 상자에 제대로 놓였는지도 확인한다.

인형 또는 애착 장난감

인형이나 애착 장난감은 다소 논란이 될 수 있다. 보다 진행된 치매 단계에 해당하며, 가정이나 요양원에서 활용 가능하다.

가령 인형이나 부드러운 장난감을 안고 말하기, 이를 주제로 다른 사람과 함께 대화하기, 정원 산책하기 등이 있다. 하지만 이에 관해서는 조심스럽게 논의되어야 한다. 인형을 침대에 눕히거나 안기, 인형 옆에 앉아 관찰하기 등이 추천된다. 그러고 나면 인형과 상호 작용을 시작하고 서서히 관심을 보이다 갖고 싶어 하기도 한다. 이 과정이 최대한 자연스럽고 편안하도록 보조한다. 환자에 따라서는 전혀 관심이 없을 수도 있다.

인형이 과거의 감정과 생각을 불러일으킬 가능성도 있다. 인형에 대한 애착이 기본적인 욕구를 충족시키기도 한다. 예컨대 무력한 '존재'를 보호하고 보살핀다고 여기거나 단순히 모양과 느낌을 좋아할 수도 있다. 인형을 도입한 일부 요양원에 따르면, 불안 수준의 감소, 만족스러운 행동의 촉진, 복용하는 약물 수의 급감과 같은 효과가 있다. 새로운 삶을 살게 되었다는 증언도 있다.

기술의 발전으로 반려 로봇까지 개발되고 있다. 일본의 한 과학자는 고양이나 개처럼 만지거나 쓰다듬으면 반응하는 아기 물개(치매 환자 전용은 아님)를 개발했는데, 털 아래에 여러 개의 센서가 달린 매력적인 로봇이다. 이러한 기기는 일부 환자들에게 이미 편안함과 즐거움을 제공하고 있다. 현재는 여전히 고가이지만 추후 더 많은 제품이 출시될 것으로 전망된다.

어린아이처럼 취급한다는 이유로 성인용 인형이나 반려 로봇을 반대하는 견해도 있다. 아이들이 애착 인형이나 장난감과 관계 맺는 방식과 유사하기는 하지만, 전적으로 이에 의존해 판단하는 것은 문제가 있다.

치매 환자가 인형이나 반려 로봇을 키우며 진정한 위안과 즐거움을 얻는다면, 단지 어린아이처럼 대한다는 이유로 비판할 수 있을까?

하지만 사업체를 운영하거나 책임감 있는 직업을 가졌던 환자가 이런 식으로 행동하는 것을 지켜보는 일은 힘들지 않을 수 없다. 그럼에도 불구하고 이 모두는 환자를 위한 급진적인 관점의 변화임을 명심하라.

토킹매트

토킹매트는 매트 위에 기호를 삽입해 다양한 주제에 대해 표현하도록 촉진하는 간단한 의사소통 보조 도구다. 대화와 추론 능력이 현저히 떨어진 치매 말기에 유용하다.

일반적으로 일정 수준의 교육을 받은 전문가가 관리하나, 기본적인 기술은 누구나 습득할 수 있다.

대화를 유도하는 게 주요 목표는 아니지만, 진행 과정 자체가 환자와 조력자 간의 집중적인 상호 작용을 포함하므로 즐겁고 자극적인 경험이 된다.

토킹 매트는 치매가 상당히 진행된 경우에 적용한다. 이는 간병이나 법적 문제와 연관될 수 있다. 환자의 정신 능력을 평가하는 데 활용되기도 하는데, 이에 근거해 고통을 명확히 표현하는지 가늠하고 우려할 만한 일을 예방한다. 토킹 매트의 효과는 다음과 같다. 첫째, 일반적인 질의응답보다 삶에서 일어나는 일과 행복에 대한 견해를 표현할 수 있다. 둘째, 보편적인 대화에서 느끼는 압박감 없이 말할 수 있는 충분한 시간이 주어진다.

토킹 매트는 약 18 x 12인치 크기의 질감이 있는 매트를 사용한다. 상단에는 세 개의 문구가 적혀 있다.

좋음/좋아요
중립/잘 모르겠음
나쁨/싫어요

환자의 생애를 상징적으로 표현한 사진이나 물건을 선택하고, 눈높이에 맞춰 기호를 매트 상단에 표시한다. 예를 들어 음식 사진을 '나쁨/싫어요' 기호 아래에 두면 제공되는 음식에 대해 재고해야 한다는 의미다.

먼저 시스템을 시연하고 설명한 다음 환자가 이해했는지 확인한다. 매트 커버에 주제별로 사진을 남기면 시간에 따른 변화 과정을 살펴보는 데 유용하다. 이는 다른 의료 전문가에게도 도움이 된다.

토킹 매트 기법을 조기에 도입하면 나중에 치매가 진행된 후에도 익숙한 방식으로 의견을 표현하도록 촉진한다.

토킹 매트의 디지털 버전도 있다.

토킹 매트는 소수의 치매 환자에게만 적합하다. 하지만 소통을 개선하는 데 기여하므로 고려할 만한 가치가 있다. 이에 관해서는 언어재활사와 상담하기를 권한다.

환자의 생애가 담긴 사진이나 플래시 카드를 활용해 비언어적 표현을 유도하는 방법도 있다. 예컨대 엄지손가락을 올리거나 내리는 등의 제스처로 감정을 이끌어내기도 한다.

토킹 매트는 정신 장애가 있는 사람과 소통하기 쉽도록 전문적으로 고안된 의사소통 보조 도구다. 이외의 다양한 방법에 관해서는 언어재활사의 권고를 따르면 된다.

10
문제 상황 대처

심각한 건강 문제는 어려운 과제이자 도전이다. 치매도 예외는 아니다. 치매로 인해 뇌 기능이 떨어지고 손상되며, 특히 말기로 갈수록 좌절과 절망을 안길 만한 행동을 보인다.

쉽게 소통하고 스트레스를 줄이는 데 도움을 주는 전략들이 많다. 하지만 어려움에 직면할 때 종종 극복하지 못하기도 한다.

당신 스스로 끊임없이 되뇌어야 할 게 있다. 환자가 일상 활동을 지속하도록 도와야 한다는 점이다. 이 사실을 기억하면 어려움이 닥쳤을 때 당황하지 않을 수 있다.

치매를 앓는 친척이 상황을 일부러 어렵게 만들거나 말을 못 알아듣는 척한다고 오해하는 사람을 만난 적이 있다. 사실인 경우도 있겠지만, 대체로 환자의 행동은 질환에 의한 것이다. 결점과는 별개로 곤경에 처해 있으며 당신의 도움이 필요한 상태다.

전문가의 평가(약 2년 소요)를 거쳐 치매에 대한 진단이 나오면 이를 받아들이고 새로운 미래에 적응해야 한다.

다음은 자주 발생하는 사례들이다.

같은 질문 반복하기

치매의 모든 단계, 특히 말기에는 이미 질문했다는 사실 자체를 잊어버리는 경우가 많다. 며느리가 커피를 마시지 않는다는 사실을 잊고 매번 권할 수도 있다. 이 같은 상황이 불가피함을 알지만 화가 나는 것은 어쩔 수 없다. 그렇다 해도 아침부터 이미 같은 질문을 서른 번이나 했다고 말하거나 커피를 싫어한다고 바로잡는 것은 아무런 의미가 없다. 스트레스만 가중될 뿐 전혀 도움이 되지 않는다.

때로는 반복되는 질문 속에 전달하려는 메시지가 있을 수 있다. 질문에 사용된 핵심 문구를 세세히 들여다보면 이를 알아낼 단서를 발견하게 된다.

예를 들어 가스 요금이 납부되었는지 계속 묻는다면 추위를 느낀다는 의미일 수 있다. 혹은 재정에 대한 통제력을 상실한 데 대한 불안감의 표현일지 모른다. 어떤 경우든 차분한 분위기에서 대화를 나누면 근본적인 문제를 파악하는 데 도움이 된다. 결국 스웨터를 내주거나 재정 문제에 대해 안심하도록 조치한다.

방금 전에 식사했다는 사실을 잊고 계속 묻는다면, 이미 식사를 했으니 몇 시간 후에 다음 식사를 할 거라고 말해 준다. 그러나 이 방법도 별다른 효과를 거두지 못하고 다시 질문이 시작될 수 있다. 이 경우 가벼운 간식거리를 준비하고 곧 식사가 제공되리라는 확신을 준 다음, 활동이나 분위기 전환을 통해 주의를 돌리는 전략을 시도한다.

요양원에 거주하는 환자가 딸이 언제 방문하느냐고 계속 묻는다면 외로움을 느끼고 있으니 누군가와 함께 있고 싶다는 뜻이다. 이때 잠시 시간을 내어 얘기를 나누면 마음을 진정시킬 수 있다.

같은 질문을 자주 할 경우 핵심 정보가 적힌 종이에 답을 적어 두는 것도 좋다. 환자가 질문하면 거실의 눈에 띄는 곳에 놓인 종이를 가리키고, 나중에는 별도의 안내 없이도 참조하도록 한다. 여기에는 일정 수준의 처리 과정이 필요하며, 상태가 더 진행되면 효력이 없어진다. 질문이 없더라도 가끔씩 환자와 함께 종이를 살펴보는 게 좋다.

효과적인 전략이 없을 수도 있다. 이 경우 미소 지으며 인내심을 갖고 침착하게 대답해 주거나, 주의를 다른 곳으로 돌리는 활동을 시도한다.

물건 찾기

환자는 단호하고 외골수적인 태도로 물건을 찾는 데 몰두하기도 한다. 대화 등의 활동에 제대로 참여하지 못하고, 물건 찾기를 중단하기가 어렵거나 불가능하다. 이러한 행동은 통제력이나 능력에 대한 강한 상실감, 자신의 삶을 책임질 수 없다는 감정을 반영한다. '상관없어. 곧 괜찮아질 거야.'와 같은 말은 일시적인 위안을 줄 뿐이다. 오후 내내 열쇠를 찾느라 헤매는 자신의 모습에 만족하는 이는 없을 것이다.

우선 분실물이 있을 만한 장소에 가서 차분히 찾아본다. 이때 물건을 찾지 못할 거라는 좌절감을 환자가 충분히 표현하도록 돕는다.

차 마시기, 쇼핑하기, 관심 있는 물건이 있는 방으로 이동하기 등 주의를 돌릴 만한 방법도 미리 생각해 둔다. 그러면 물건을 못 찾았을 때 최대한 빨리 좌절감에서 벗어나 행동을 중단하도록 유도할 수 있다.

안경, 열쇠, 핸드백, 보청기 등 중요한 물건이 제자리에 있는지 수시로 확인하라. 예방이 치료보다 나은 법이다.

운전하기

운전은 대부분의 사람들이 당연하게 여기는 독립성의 상징이다. 그러나 언젠가 포기해야 할 순간이 오면 서서히 적응해 나갈 것이다. 특히 치매 환자는 이러한 순간이 더 빨리 찾아오는데, 자유를 잃은 사실을 잘 이해하거나 받아들이지 못한다. 운전 능력을 상실한 환자 말고는 운전할 사람이 없는 가정이라면 그 영향이 더 심각할 것이다.

치매에 걸렸거나 가능성이 있음을 알게 되면 얼마나 더 운전할지 고민하고, 위험 신호나 위기를 면밀히 주시해야 한다.

초기에는 한동안 안전 운전이 가능하다. 하지만 고속도로 장거리 주행, 야간 운전 등 시기와 유형을 점차 조절할 필요가 있다. 상점이나 친구를 방문할 때는 익숙한 경로를 택하라.

당사자는 물론 다른 운전자에게 미칠 위험도 고려해야 한다. 환자 스스로 운전을 중단할 가능성은 낮다. 의료 전문가와 상의한 후 가족이 최종 결정을 내리는데, 사고 위기, 부딪침, 긁힘, 더 이상 운전할 수 없다는 확신 등에 근거한다.

이 문제에 접근할 때는 매우 신중해야 한다. 오랫동안 해 오던 일을 더 이상 할 수 없게 됐다고 부모님에게 말해야 하는 순간이 오고야 만다.

과거에는 수년 동안 정반대의 상황이었기 때문에, 이러한 순간은 상당한 변화를 의미한다. 환자는 분노를 느낄 가능성이 높다.

- 환자에게 비판적인 태도를 취하지 말라.
- 사고나 위기는 잘못된 일이 아니라고 설득하라.
- 환자와의 관계를 고려해 의료 상담가나 영국 운전면허청(DVLA)에 도움을 청하라.

운전을 포기하게 만든 이가 당신이라는 인상을 주지 않도록 하라.

치매 진단을 받으면 DVLA(북아일랜드는 DVLNI)에 알려야 한다. 물론 자동으로 운전이 금지되지는 않지만, 현 상황을 설명하는 세부 양식을 작성해야 한다. 또한 실기 시험을 통해 운전을 계속할 수 있을지 평가받아야 할지 모른다.

가족이나 친구의 자동차, 버스, 철도, 택시 등 운전의 대안을 생각해 보고 이의 장점을 강조하라.

환자가 안전하게 운전할 수 없다고 판단되면 열쇠를 숨기거나 자동차를 매각하는 등 실질적인 조치를 취한다.

독립성의 상징으로 기존의 운전 면허증을 지갑에 보관하라는 권고도 있다.

사실 말하기

환자에게 거짓말을 해도 되는지 여부는 논쟁적이다. 적어도 우리는 이론적으로 삶의 많은 영역에서 투명성과 개방성을 중시하는 세상에 살고 있다. 그러나 이를 환자의 모든 일상에 엄격히 적용하는 것은 비현실적이고 비생산적이다. 전술했듯, 문제를 회피하지 말되 반드시 진실만을 말해야 하는 것은 아니다. 윤리적으로 모호하더라도 정서적 고통을 주는 것보다는 훨씬 더 윤리적일 수 있다.

예를 들어 이미 고인이 된 친척이 지금 직장에 있다는 주장은 거짓말이 아니라 그 순간 정말로 그렇게 믿는 것임을 명심하라. 치매는 변이적인 속성을 띠므로 종종 실제 상황을 이해할 때도 있다. 환자의 생각을 바로잡아 현 상태에서 끌어내려고 하면 오히려 화를 유발하고 부정적인 결과를 초래한다.

당신은 단지 진실을 말했을 뿐이라며 스스로를 방어하겠지만, 이는 건설적인 접근을 피하려는 편법에 불과하다.

그럼에도 불구하고 환자의 잘못된 믿음에 진심으로 동의하거나 따르는 게 옳은지는 확실치 않다. 10년 전 돌아가신 어머니가 언제 집에 오냐고 묻는 환자에게 '어머니는 가게에 갔다가 30분 후에 돌아올 거예요.'라 말할 수 있다. 이는 잊기를 바라는 마음인데, 일시적인 안도감을 주기는 하지만 몇 가지 확인할 사항이 있다.

다른 친척, 친구, 간병인도 이 상황에 동참하도록 조치해야 할까? 그렇다면 모두 같은 말을 하는지 확인할 필요가 있다. 이들이 속임수에 동의하지 않으면 어떻게 해야 할까? 기억 장애를 이용해 상황을 조작해도 괜찮을까?

기억이 심하게 손상되었더라도 자신이 속고 있다고 느끼면 당신이나 간병인을 더 이상 신뢰할 수 있을까?

특정 시점에 환자의 실제 상황 속으로 들어가 공감해 주고, 사실 여부와 상관없이 기억과 감정을 표현하도록 유도한다. 그러고 나서 다른 활동으로 전환할 기회를 찾는 게 최선이다. 사실이 아닌 진술을 단순히 무시해서도 안 되며, 단시간에 지나가는 환상을 굳이 깨뜨릴 필요도 없다.

이러한 상황에는 흑백 논리가 통하지 않으니 다른 이들과의 토론도 권장된다. 그러면 다음번에 보다 효율적으로 대응하는 요령을 익힐 수 있다.

진심 어린 자세로 적절히 대응해야 할 때도 있고, 대의를 위해 약간의 속임수가 필요할 때도 있다. 혹자는 '치료적 거짓말'이라 표현하기도 한다.

몇 가지 사례를 살펴보자.

- 해야 할 일(예: 물건 전달하기)에 대해 환자가 불안을 느낄 경우 이미 처리했으니 다음에 하면 된다고 말해 준다. 이는 가까운 친척의 생사 여부보다 훨씬 덜 중요한 하얀 거짓말이다.
- 혼자 사는 환자가 식사를 제대로 못할 경우 수프나 스튜를 가져다준다. 너무 많이 만드는 바람에 버리기 아쉬워 가져왔다고 말하면, 그가 오히려 호의를 베푸는 듯한 인상을 준다. 이는 좋은 취지의 사소한 속임수다.
- 특정 외출복에 애착을 갖고 있지만 구멍 뚫린 신발이나 가벼운 외투처럼 부적절한 상태라면 미리 조치해야 한다. 우선 다른 장소로 치우고 적절한 것으로 대체해 두면, 부적절한 차림을 피하고 옷을 갈아입도록 유도할 수 있다.

특히 곤란한 상황 중 하나는 가까운 친구나 친척의 사망 소식을 알려야 할 때다. 여기에는 다음과 같은 까다로운 질문이 제기된다.

> 환자는 알 권리가 없는가?
> 모든 정서적 고통으로부터 환자를 보호해야 하는가?

가장 중요한 원칙은 아마도 환자의 현 상태일 것이다. 말기와 달리 초기 단계의 환자에게는 알 권리가 있음을 명심하라. 이에 관한 세부 사항을 결정하기란 쉽지 않다. 그도 심상치 않은 분위기를 느끼기 때문에 정보를 숨기기가 어렵다.

이 문제는 환자에 대한 사전 지식을 바탕으로 판단해야 한다. 가까운 가족이나 친구, 의료 전문가와 상의하는 방법도 있다.

예를 들어 친구나 친척이 방문하지 않아 서운함과 불안을 느낄 때 '괜찮아요. 다음 주에 손자가 올 거예요.'와 같이 막연하고 불확실한 위로를 해서는 안 된다. 이는 별다른 위안이 되지 않는다. 차라리 옆에 앉아서 문제의 인물과 함께했던 장소 등을 얘기하는 편이 훨씬 낫다. 마음을 헤아리면서도 즐거웠던 추억과 감정을 표현하도록 촉진히기 때문이다.

불안 및 공격 행동

치매가 진행된 단계에서는 불명확한 이유로 갑자기 화를 내거나 흥분하는 경우가 있다. 이것이 파괴적인 행동으로 이어지거나, 소리 지르기, 때리기, 물기 등으로 나타나기도 한다. 분명히 무언가를 전달하고 있지만, 메시지의 내용을 파악하기는 매우 어렵다.

주요 사례는 다음과 같다.

◆ 돌봄 과정에서 개인 공간이 침해되는 것에 화를 낸다.
◆ 의사소통 능력이 부족해 극도의 좌절감을 느낀다.
◆ 부끄러워하거나 부적절하다고 느낀다.
◆ 환각을 경험한다.
◆ 고통을 경험한다.

보편적인 방식으로 감정을 표현하기가 매우 어려울 수 있다. 목욕, 옷 벗기, 기타 익숙한 일상에서 갑작스레 긴급한 상황이 발생하기도 한다.

많은 노인들이 지금보다 목욕을 자주 하지 않던 시절에 자랐다는 점을 상기하라. 또한 샤워가 흔치 않았기 때문에 물을 뿌리는 것에 깜짝 놀랄 수 있다.

이러한 문제가 발생하지 않도록 다음과 같은 조치를 취하는 게 바람직하다.

- 목욕을 준비할 때 환자가 욕실에 함께 있으면 전 과정을 지켜보며 미리 마음의 준비를 할 수 있다.
- 세탁이 가능한 플란넬이나 헐렁한 속옷을 비치해 편안함을 유지하도록 하라.
- 승강 장치를 사용할 경우 절차가 진행되는 동안 동요하지 않도록 말로 설명하라.

긴급한 상황이 발생할 수 있으므로 신속히 대응하고, 가능한 한 짧은 시간 내에 진정시킬 방법을 찾아야 한다.

상황마다 다르겠지만 몇 가지 유의 사항을 숙지할 필요가 있다.

젊은 층은 긴장 또는 불안을 느낄 수 있고 킥킥 웃기도 한다. 환자가 이를 액면 그대로 받아들이고 일종의 조롱으로 여길지 모른다. 상황을 악화시키지 않도록 자제해야 한다.

상황이 확대되는 것을 피하기 위해 침착함을 유지하라. 아무리 적절한 내용이라도 공개적인 질문은 피하라. '왜 그러세요?' 대신 '화나셨나 봐요.'라고 말하라. '엄마, 화난 거 이해해요.', '이안, 잘 해결될 거예요.' 와 같이 막연하게 안심시킬 수 있는 말이 좋다. 비슷한 상황이 자주 발생할 경우 이러한 문구를 머릿속에 정리해 두면 유용하다. 또한 상황을 악화시키는 문구도 따로 메모해 둔다. 환자를 돌보는 데 정기적으로 관여하는 모든 사람과 문구를 공유하는 것도 필수적이다.

관심사를 표현하도록 점진적으로 격려하라. 이는 현실적으로 가능할 때 시도한다.

큰 소리로 위협하거나 명령하지 말라. 이러한 행동은 상황을 악화시킬 수 있으므로 분노나 절망감을 느낀다 해도 항상 자제해야 한다.

경고 신호를 감지하라. 사고가 실제로 발생하기 전에 환자는 동요할 수 있다. 징후를 발견하면 적절히 대응해 어려운 상황을 피한다. 환자의 태도가 변하거나 동요하기에 앞서 조기 징후가 나타나기도 한다. 예를 들면 다음과 같다.

- 눈 맞춤을 하지 않는다.
- 대화에 참여하지 않는다.
- 안절부절못한다.
- 빠르게 걷는다.

이러한 상황에서는 다음과 같이 대처한다.

- 목욕 등 동요를 일으킬 위험이 있는 활동은 피하라.
- 속도, 분위기, 환경을 변화시켜라. 예컨대 간식을 만들거나 산책을 나가라.
- 징후가 사라질 때까지 기다렸다가 활동을 재개하라.

환각 때문에 동요하는 경우도 있다. 창문에서 얼굴을 봤다거나 공격당할 것 같은 두려움을 표하기도 한다. 환자의 현실로 들어가 경험에 대해 함께 얘기함으로써 상황을 완화시킬 수 있다.

그러나 매우 흥분한 상태라면 어느 정도까지 그의 말을 따라가는 게 좋다.

창문으로 가서 직접 살펴본 다음 '잘 살펴봤는데 지금은 아무도 없어요.'라고 말한다. 이런 식으로 대응하면 환자의 말이 사실임을 드러냄과 동시에 이제 모든 것이 괜찮다는 확신을 준다.

특정 치매 유형에서 나타나는 망상(예: 누군가가 자신의 돈을 훔치려 한다는 근거 없는 믿음)도 유사한 방식으로 접근한다.

단순히 현실을 부정한다고 해서 상황이 개선되지는 않으며, 오히려 악화시킬 위험마저 있다.

모든 환각이 불쾌하거나 위협적인 것은 아니며, 형형색색의 새가 날아다니는 경우도 있다.

환자의 감정이 갑자기 폭발하지 않도록 주의를 돌릴 필요가 있다. 이상하고 무모한 생각일 수 있지만, 안전하다고 생각되면 방을 나갔다 몇 분 후에 다른 옷을 입고 돌아오는 것도 고려해 보라. 당신 대신 다른 사람이 올 수도 있다. 이러한 뜻밖의 연출이 환자의 기분을 전환시키고, 차 한 잔을 제안할 만큼 분위기를 바꾸는 효과가 있다.

환자를 안심시키지 못했다면, 최후의 수단으로 설득력은 있지만 사실이 아닌 주장을 활용한다.

예를 들어 새벽 3시에 일어나 일하러 가야 한다고 외치는 환자가 있다. 그를 설득하려는 부드러운 시도는 모두 실패하고, 통제 불능의 행동으로 위험에 처했다고 가정하자. 당신은 명확히 말해 준다. 다시 잠자리에 들지 않으면 아들(또는 다른 사람)에게 전화해 오라고 할 것이며, 한밤중에 아들을 깨우면 다음 날 지각할 수 있다고 말이다.

이러한 전략의 핵심은 당신이 이미 알고 있는 사실에 기반한다는 것이다. 가령 매우 강한 성격을 지닌 아들을 항상 좋아해 온 점, 그리고 인생에서 가장 싫어하는 것 중 하나가 지각이라는 사실 등이다. 이 같은 사전 지식만으로도 상황을 해결하기에 충분하다.

혹자는 이러한 전략을 윤리적으로 용인할 수 없다고 여긴다. 사실에 근거한 것이지만 당연히 전화를 걸 의도는 없다. 그렇다 해도 도덕성과 제어의 필요성에 대해 신중히 검토해야 한다. 즉 최후의 수단으로만 사용하는 게 바람직하다. 만약 이 전략이 효과적이라면 강력한 약물보다 훨씬 더 나을지 모른다.

무엇보다 위기 상황에 대응해 즉흥적으로 시도하기보다 과거 사건에 대한 대응책으로 충분히 검토한 후 적용해야 한다.

상황이 마무리되고 나서 이미 모든 것을 잊은 환자와 분석을 시도해서는 안 된다. 앞으로 일어날 비슷한 상황에 대해 최선의 방법이 무엇일지 숙고하는 계기로 삼고, 가까운 이들과 차분히 논의하는 편이 훨씬 낫다.

하지만 당신의 안전을 고려해 위험한 상황을 판단할 수 있는 요령부터 길러야 한다. 당신보다 덩치 큰 환자가 흉기로 쓰일 만한 물건을 들고 있다면 잠재적으로 무기가 되므로, 돌봄을 중단하고 당국에 연락할지 여부를 판단한다.

불가해한 행동

말기로 갈수록 이해할 수 없는 행동과 말이 많아진다. 의미를 파악하고자 계속 질문해도 아무것도 알아내지 못한 채 스트레스만 쌓인다. 이러한 상황에서는 좋은 소통 기술을 발휘함과 동시에 훌륭한 탐정이 되어야 한다.

말이나 행동에는 논리적 이유가 있다는 것을 명심하라.

환자가 '차에서 내려 남자들을 만나야 한다.'고 주장할 경우, 지금은 집에 있고 더 이상 운전할 수 없으며 남자들도 없다고 말할 수 있다. 이는 사실이지만 환자에게는 거의 도움이 되지 않는다. 그의 말을 경청하고 몇 가지 핵심 단어를 반복해서 들려준다. 그러면 자신이 겪고 있는 감정과 문제를 이해하고 완화하고자 노력한다. 실제로 동의하지 않더라도 막연히 고개를 끄덕여 준다.

나중에 친구나 가족에게 얘기하면 해결할 수 있다는 희망을 주면서 대화를 시도한다. 몇 년 전 환자는 작업 현장에서 직원들에게 월급 봉투를 나눠 주는 일을 했을지 모른다. 이처럼 사전 정보를 알고 있으면, 상황이 재발했을 때 좀 더 의미 있는 대화를 나누고 불안을 이해할 수 있다.

단, 환자의 말과 행동을 고쳐 주거나 현실에서 끌어내지 말아야 한다.

부적절한 행동

사회적 규범을 이해하고 준수했던 과거와 다르게 행동하거나 소통을 제어하지 못할 수 있다. 구체적인 사례는 다음과 같다.

- 남들이 듣거나 말거나 식당에서 친구나 다른 고객을 경멸하고 모욕적으로 묘사한다.
- 짜증이 날 때 욕이나 비난을 한다.
- 건너편에 있는 누군가에게 말을 건다.
- 방귀를 뀌거나 코를 후빈다.
- 심각하고 전혀 웃기지 않은 상황에서 웃음을 터뜨린다.
- 다른 사람의 옷에 대해 무례하거나 매우 비판적적으로 말한다.

이렇듯 타인의 감정을 의식하지 않으면서도, 다른 사람이 자신에게 비슷한 행동을 하면 화를 내기도 한다.

침착함을 유지하라. 환자의 말이나 행동에 신경 쓰지 말고 하던 일을 계속하라. 카페나 레스토랑에서는 더 곤란할 수 있다. 극단적인 상황에서는 자리를 뜨는 게 가장 좋지만, 그렇지 않다면 환자와 말이나 제스처를 신중히 주고받는다.

성적 측면은 쉽지 않은 영역이다. 이는 가장 강력하고 기본적인 소통의 형태 중 하나다.

사회 전반적으로 성에 대한 개방성이 높아졌지만, 치매 노인에게는 여전히 조심스러운 영역으로 남아 있다.

원칙적으로 환자가 활발한 성생활을 지속하지 말아야 할 이유는 없다. 다만 접근 방식이 달라질 수 있다. 이에 관해 몇 가지 사항을 고려해야 한다.

- ◆ 성욕의 현저한 증가
- ◆ 기계적이고 사랑스럽지 않은 성관계 또는 육체적 욕망의 해소
- ◆ 어느 정도의 공격성을 수반하는 성관계
- ◆ 부적절한 성적 접근(예: 아내 대신 딸이나 요양원 직원)

만족스러운 성관계를 어렵게 하는 다른 질환이 있을 수 있는데, 이 경우 전문의의 진찰이 필요하다.

예컨대 치매에 걸린 남성이 젊은 여성 친척이나 방문객을 성적인 방식으로 만진다고 가정하자. 여성은 본능적으로 남성을 밀어내고 혐오스러운 표정으로 '저리 꺼져! 역겨워!'와 같이 말할지 모른다. 환자에게 전달된 메시지는 상처와 분노를 유발하지만, 자신의 행동이 부적절하고 용납될 수 없음을

이해하거나 알아차리지 못한다. 여성이 과거의 여자 친구와 닮았거나 단순히 행동을 통제하지 못한 탓일 수 있다.

다음은 이러한 상황에 대한 몇 가지 지침들이다.

- 손이 닿지 않는 거리까지 침착하게 물러나라.
- 가능하면 제3자를 참여시켜라.
- 자신이 누구인지 명확히 알 만한 말을 하라("아빠, 로지예요. 엄마는 방금 올라왔어요.").
- 아내(즉 성적 접촉이 적절한 사람)가 곧 도착할 거라고 알려 주면서 그의 사진을 직접 보여 준다.
- 환자의 주의를 다른 데로 돌리고 주제를 전환하라.
- 손에 쥘 수 있는 물건을 주라.

나중에 다른 돌봄 인력과 함께 대처 방안을 논의하라.

이 주제는 복잡한 영역이므로 여기서 다루기에 어려움이 있다. 알츠하이머협회 웹사이트의 유용한 정보와 조언을 참고하라.

배회

'배회(wandering)'란 용어는 비난하는 투로 들리기 때문에 이상적이지 않다. 또한 매우 모호한 표현이기도 한데, 환자는 여러 가지 이유로 돌아다니고 싶을 수 있다. 그럼에도 불구하고 아직까지 이보다 더 적합한 단어는 없는 듯하다(짧은 여행, 관광, 상황 탐색 등도 있지만, 자칫 호의적으로 들릴 위험이 있음). 배회는 치매 환자에게 매우 흔한 증상으로, 외출 시 특히 주의를 요한다. 유사한 증상 중 밖에 나갈 필요가 없는데도 불안하게 돌아다니는 '서성거림'이 있다.

환자도 나름의 이유가 있기에 움직이고 싶어한다는 점을 명심하라.

지루함, 변비, 요통, 더위, 약물에 대한 반응일지 모른다. 혹은 누군가를 방문하거나 예전에 근무하던 직장에 보고할 일이 있다고 여길 수도 있다. 평소 매우 활동적인 성향이었다면 가급적 많이 운동하는 게 좋은데, 간혹 움직이려는 욕구가 줄어드는 때도 있다.

조금만 알아보면 환자가 왜 이런 행동을 하는지 파악할 수 있다. 이에 기반해 감정과 걱정을 드러내도록 유도하면 어느 정도 안정감을 준다.

하지만 안전 문제도 유념해야 한다. 이에 관한 몇 가지 해결책은 다음과 같다.

- ◆ 외부로 통하는 모든 문을 잠그는 경우도 있다. 밤에는 이것이 효과적이지만, 낮에는 과도해 보일 수 있다. 문을 잠그면 제약과 불안을 느끼고 운동할 기회도 줄어든다.
- ◆ 눈에 띄지 않게 문에 경보기를 설치한다.
- ◆ 정원이 있다면 안전을 확인하는 동안 집 문을 잠그지 말고 열어 둔다.
- ◆ 문에 거울이나 구슬이 달려 있으면 쉽게 문을 열지 못하는 경향이 있다. 문을 여는 데 장애물이 있다는 메시지를 주기 때문인데, 물론 완벽히 효과적인 것은 아니다.
- ◆ 마스킹 테이프를 사용해 문 앞에 도로 교차로와 유사한 격자 패턴을 만들어 둔다.
- ◆ 햇빛이 들어오는 유리문은 매혹적이어서 밖으로 나가도록 유도할 수 있다. 화창한 날에는 커튼을 치거나 가구를 배치하는 게 좋다.
- ◆ 사각형의 재료나 커튼으로 문 손잡이를 가린다.
- ◆ 외출하고 싶어 하면 외투를 입혀 함께 외출하는 것도 좋은 방법이다. 대화를 통해 무슨 생각을 하는지 파악하고, 차 한 잔을 약속하면서 자연스럽게 귀가하도록 유도하라.

실종과 같은 긴급 상황이 발생하면 경찰에 연락을 취한다. 영국의 한 경찰에서 치매 환자 등에게 경찰차나 헬리콥터 대신 빠르고 저렴한 웨어러블 GPS 추적 장치를 제공한 적이 있다. 이는 분명히 이점이 있지만, 범죄자와 같은 방식으로 환자를 추적하는 것이 비윤리적이라는 견해도 있다.

황혼증후군

'황혼증후군(sundowning)'은 늦은 오후나 이른 저녁에 종종 발생하는 일련의 행동을 뜻한다. 가령 다음과 같은 행동들이다.

- 방향 감각을 상실한다.
- 정신 처리 능력이 감소한다.
- 동요를 일으킨다.
- 혼란을 느낀다.

혈당 수치, 불규칙한 생활 리듬 등 황혼증후군의 근거는 다양하다. 그러나 모든 치매 환자가 경험하는 것은 아니다. 증상이 발생하면 당신은 먼저 몇 가지 사실을 상기해야 한다. 즉 소통이 더 어려워질 것이며, 지금은 활동이나 외출에 적절한 때가 아니라는 점이다. 가장 간단하고 적절한 방법으로는, 차분한 분위기를 조성한 뒤 환자와 함께 가벼운 산책, 편안한 목욕, 마사지를 한다.

이중 언어 사용자

치매로 인해 특별한 상황이 발생하기도 한다. 예를 들어 수년 전 영국에 와서 영어를 배웠지만 이의 일부 또는 전부를 잃어버리고 모국어로 되돌아간 경우다. 영어권에서 생활한다면 영어 능력의 상실이 문제가 될 수 있다.

이 경우 영어를 다시 배우기가 어려운데, 언어 습득에 많은 두뇌 활동이 요구되기 때문이다. 가능하면 익숙한 언어를 사용하도록 적응시킬 필요가 있다. 아마도 환자의 언어는 모국어와 영어가 결합된 형태일 것이다. 가족들이 언어를 이해하도록 돕고, 환자가 자주 사용하거나 돌봄 인력이 익숙해질 만한 모국어 단어 목록을 만들면 효과적이다.

11

유언장, 위임장, 사전의료의향서, 개인 희망 사항

우리는 일반적으로 변호사 등으로부터 유언장을 작성하도록 권유받는다. 유언장에 근거해 사후 재산 다툼을 피할 수 있다는 점에서 유익한 조언이다. 지난 40여 년에 걸쳐 이와 관련한 법적 문서의 영역이 확대되었다. 즉 개인이 무능력한 상황에 처했을 때 건강, 복지와 같은 중요한 영역을 포괄하게 되었다.

이러한 문서는 한 개인이 표현할 수 있는 가장 기본적인 소망, 즉 생사 문제와 유산 상속을 명시하기 때문에 매우 중요한 의사소통 영역에 해당한다.

치매가 발병하면 의사 결정과 표현 능력이 점차 상실되므로 이러한 문제가 훨씬 복잡해진다. 정신 능력이 있으면 사망 직전까지 유언 및 기타 의사를 전할 수 있지만, 치매 환자는 이를 수행하기 어렵다.

유언장

발병 전에 유언장을 작성한 경우 재산, 유산, 매장/화장 의향 등에 관한 의사가 반영되었는지 확인해야 한다. 이미 작성한 후라도 손자나 가까운 친척이 생겨 내용을 추가하고 싶을 수 있다. 이 경우 변호사의 도움을 받아 변경 사항을 당사자가 완전히 이해하고 있는지 확인한다.

작성해 둔 유언장이 없다면 지금이라도 시행하도록 권고한다.

위임장

위임장은 당사자를 대신해 특정 기능을 수행하도록 권한을 부여할 때 적합하다. 다만 당사자가 충분한 정신적 능력이 있는 경우에 한해 유효하다. 치매 초기라도 문서의 성격과 목적을 이해하고 기꺼이 서명한다면 문제가 되지 않는다. 그러나 정신 능력이 의심스러운 경우 의사, 변호사, 언어재활사 등 전문가와 상담해 적절한 조언과 도움을 받아야 한다.

환자가 각종 고지서를 챙기고 재정을 관리하는 것은 점점 더 어려워지기 마련이다. 잉글랜드와 웨일즈에는 재산 및 재정, 건강 및 복지 부문으로 구분된 위임장이 있다. 재산 및 재정 부문은 *정신 능력을 상실하기 전후*의 재산 매각을 포함한 모든 문제를 변호사나 대리인이 처리하도록 허용한다.

안타깝게도 위임장을 통해 환자는 자신의 정신 능력이 손상되었음을 깨닫는다. 따라서 모두에게 미칠 영향을 염두에 두고 신중히 처리해야 한다. 변호사는 특히 환자가 이 같은 상황을 인지하지 못하도록 조심할 필요가 있다. 결국 치매가 진행될수록 점차 문제를 인식하지 못하게 된다.

적절한 한도 내에서 쇼핑, 외출, 소소한 선물에 사용할 돈을 주머니나 지갑에 넣어 두는 게 좋다. 그러면 어느 정도의 재정적 독립을 유지할 수 있고, 여유롭고자 하는 자연스런 욕구를 해소하게 된다.

사전의료의향서

최근 몇 년 동안 많은 국가에서 '내가 무능력할 때 복지, 치료, 개입에 관한 의사를 어떻게 전달하고 존중받을 수 있는가'에 대한 대중적 요구가 크게 증가했다.

보편적인 해답은 바로 '사전의료의향서'다. 이는 1960년대 후반 미국에서 시작되어 현재 많은 나라에서 널리 사용되고 있다. 사전의료의향서란 아직 자신의 문제를 이해하고 처리할 능력이 있는 사람이 정신적 무능력 상태가 되었을 때 자신의 의사를 반영하도록 권한을 부여하는 것이다.

사전의료의향서에 포함되는 내용은 다음과 같다.

- 요양원 입원
- 튜브를 통한 식이 여부
- 심부전 발생 시 심폐소생술의 실시 여부
- 통증 완화

어떤 형태의 사전의료의향서도 없는 경우 가족과 의사가 결정을 내린다. 과거에는 의사가 '*당신*은 어떻게 하길 원하십니까?'라 물었다면, 요즘에는 '*환자*가 어떻게 하길 원했을까요?'와 같이 질문한다. 이 경우 적절히 결정할 수도 있지만, 누가 무엇을 결정할지에 대한 불확실성과 고민도 생긴다.

적절한 법적 문서가 있으면 신뢰할 만한 친척이나 친구 등이 당사자의 의사라고 확신할 만한 결정을 내릴 수 있다.

사전의료의향서, 사전의료지시서, 사전결정서 등 수년간 다양한 용어로 불려온 이 문서는 치매 환자에게도 예외가 아니다. 잉글랜드와 웨일즈의 사전의료의향서에는 건강 및 복지 부문에 다음과 같은 내용이 포함된다. 첫째,

환자가 정신 능력을 상실했을 때 지정된 가족이나 친척이 유언을 이행하도록 권한을 부여한다. 둘째, 대리인에게 광범위한 권한이 부여되며, 환자가 원하는 유언을 추가할 수 있다.

이에 관한 법적 문서는 웹사이트(*gov.uk/power-of- attorney*)에서 다운로드할 수 있는데, 공공 후견인 사무소에 등록한 경우에만 가능하다(등록 비용은 문서당 110파운드).

스코틀랜드와 북아일랜드에서도 비슷한 문서가 활용된다. 다음은 몇 가지 일반적인 유의 사항이다.

어떤 유형의 문서든 진행을 미루지 말라. 환자가 정신적 능력을 잃고 나서는 문서에 서명할 수 없고, 법원을 통해 처리 권한을 얻어야 하는 경우도 있다.

사전의료의향서는 당신뿐 아니라 다른 사람들의 부담을 줄이는 데 도움이 된다. 연명 의료에 관한 결정을 내려야 할 때 돌봄에 관여하는 이들의 부담을 덜어준다.

모든 문서는 특정 시점의 희망 사항만 반영된다. 환자에게 수행 능력이 있다면 가끔씩 업데이트하는 게 좋다.

사전의료의향서 또는 유사 문서에 서명했다는 사실이 그 내용을 보장한다는 의미는 아니다. 문서에 적힌 모든 사항을 이행한다는 뜻으로 받아들여서는 안 된다.

비현실적인 조건을 포함시켜서는 안 된다. 예를 들어 특정 의사 지정하기, 야간 치료 거부하기 등의 조건이 포함되어서는 안 된다.

타이밍이 중요하다. 환자가 정신적 능력을 잃기 전에 문제를 제기해야 한다. 당신은 능숙하고 민감한 태도를 취할 필요가 있다.

환자가 원하는 것인가? 사전의료의향서나 기타 문서를 작성하고 서명하는 절차를 환자가 진심으로 원하는지 확인해야 한다. 가장 가깝고 소중한 사람이 하는 일은 무조건 옳다고 믿기 십상이다.

이 모든 절차에는 상당히 복잡한 법적 문제가 수반된다. 따라서 유언장이나 위임장이 환자에게 적합하다고 판단되면 조속히 조치를 취하고 전문가의 조언을 구한다.

개인 희망 사항

죽음을 전후로 일어날 일에 대한 유언을 전달하는 것은 단순히 법적 절차나 생사 문제에 국한되지 않는다.

인생의 마지막이 다가오면 대부분 가까운 친척과 친구에게 여러 가지 희망 사항을 얘기한다. 그중에는 개인적으로 매우 중요한 것도 있고, 기발하거나 감상적인 것도 있다. 주변 사람들은 이를 마음에 새기고 서로 논의하며, 환자가 원하는 바를 존중하고자 최선을 다한다.

말기에는 이러한 형태의 소통이 불가능할 수 있으며, 결국 단순한 추측에 의존하게 된다.

따라서 대화에 참여할 능력을 잃기 전에 환자의 희망 사항을 파악하고 의도가 무엇인지 알아내야 한다. 환자를 너무 화나게 하지 않으면서도 논의할 만한 방법을 찾아야만 소통이 가능하다. 요점을 메모해 두었다가 최소한 일부라도 수용하라.

이러한 유형의 비공식적 유언은 법적 구속력이 없고, 상당한 금액의 재산이나 생사 문제와는 무관하다. 따라서 공식적으로는 유언장, 위임장, 사전의료의향서를 통해 처리해야 한다.

비공식적 희망 사항의 몇 가지 예를 들어 보자.

- ◆ 특정인에게 몇 가지 개인 물품을 선물할 것
- ◆ 요양원 입소에 대한 견해
- ◆ 가정 돌봄에 대한 생각
- ◆ 인생의 마지막 단계에서 함께하고 싶은 사람
- ◆ 인생의 마지막 단계와 장례식에 사용할 음악
- ◆ 장례식에서 연설하거나 노래하거나 시를 낭송할 사람
- ◆ 신문의 부고
- ◆ 묘비 문구
- ◆ 부고 기사의 작성자
- ◆ 추모 행사, 수목장 등의 개최
- ◆ 유골 뿌리기

이 같은 상황이 모두에게 적용되는 것은 아니며, 일부 가족은 너무 어색해하거나 고통스러울 수 있다. 다른 문제들과 마찬가지로 사랑하는 사람이 잘 결정할 거라 믿고 전적으로 맡기고 싶어하는 환자도 많다.

그럼에도 유언을 말하도록 하는 데는 분명한 이점이 있다. 실리적인 측면에서 볼 때 장례식과 기타 절차에 관해 고민할 일이 줄어들기 때문이다.

12
요양원

여기서는 환자가 익숙한 가정 환경에서 떠나는 결정을 하거나 그러한 상황이 발생하는 시기를 다룬다. 가령 영구적인 목적 또는 일정 기간의 임시 간호를 위해 거주 요양 시설에 입소할 수 있다.

이 과정은 많은 과도기적 변화를 수반하므로 불안과 스트레스를 유발할 수밖에 없다.

전환기 지원

인생의 중요한 전환이 일어나는 시기에는 가족이나 가까운 친구가 최대한 자주 연락하는 게 좋다. 이는 환자를 안정시키고 발생 가능한 문제에 대응하는 데 유리하다.

환자는 요양원 직원의 질문에 대답하기 어려울지 모른다. 이때 당신이나 다른 믿을 만한 사람이 대신할 수 있다. 직원은 환자의 정보를 알고자 하며, 별도로 작성해야 할 양식도 있다. 여기에는 가장 중요한 사항들이 누락될 수 있으므로, 제공된 양식 외에 간단한 문서(개인 정보)를 추가하면 유용하다. 환자가 적응하는 데 필요한 사항을 문서에 기재한다.

이러한 유형의 문서를 패스포트(어떤 일을 가능케 하는 열쇠) 또는 프로필이라고도 부른다.

최소한의 단어로 최대한 많은 정보를 알리는 데 목표를 둔다. 당신이 알고 있는 환자의 인생사를 직원들도 파악하도록 하는 것이다. A4지 한 장 정도가 적당하다. 이보다 길면 바쁜 직원들이 읽거나 이해하지 못할 가능성이 높다.

요양원에 도착하면 직원과 대화를 나누고 주요 사항을 설명할 기회가 있겠지만, 관여하는 직원이 많을 수 있으므로 간단한 문서와 메모를 비치하는 게 효율적이다. 환자와 접촉하는 모든 직원이 이러한 정보를 숙지할 필요가 있다.

또한 방문할 때마다 직원과 대화를 나누고 환자에 대해 상세히 설명한다. 직원의 질문에 답변해야 할 때도 있다.

잘 아는 환자에 대해 문서를 작성할 경우 실용적이면서도 현실적인 태도를 취해야 한다. 직원들은 바쁘고 돌봐야 할 환자가 많기 때문에 가장 알리고 싶은 핵심 사항만 간추려서 작성한다. 이러한 문서가 환자에게는 보이지 않도록 하는 게 좋다.

다음은 문서에 기재하는 정보의 몇 가지 예로, 가정에서 작성하는 양식과 일부 중복될 수 있지만 이는 신경 쓸 필요가 없다.

보편적인 호칭은 무엇인가? 환자의 이름이 로날드지만 항상 로니 또는 론이라 불렸다면 호칭에 혼선이 생긴다. 눈 맞춤과 비언어적 의사소통을 통해 환자가 대화 의도를 알아차리더라도, 자신이 익숙한 이름으로 불리지 않는 이유는 모르기 때문이다.

모든 사람이 자신의 이름으로 불리는 것을 좋아하고, 이것이 옳다고 여길 수 있다. 그러나 항상 그렇지는 않으므로 환자의 선호도를 명확히 파악할 필요가 있다.

일상에서 사용하는 단어는 무엇인가? 예를 들어 환자가 차(tea) 한 잔을 '양조' 또는 '차(char) 한 잔'이라 칭한다면 당신도 이 단어를 사용하라. 마찬가지로 항상 '1페니 지출'에 대해 얘기하면 그대로 시행하라.

피해야 할 주제는 무엇인가? 최근 배우자의 사망으로 크게 상심하는 상황이라면 이에 대한 언급을 자제하도록 직원에게 미리 말해 둔다.

특별히 좋아하거나 싫어하는 음식이 있는가?

면도용 거품과 젤 중 무엇을 선호하는가?

가능하면 밖에서 시간을 보내고 싶어 하는가?

정기적으로 방문할 가능성이 높은 사람의 세부 정보는 무엇인가? 방문자의 세부 정보를 입력해 두면 직원이 그에 대해 질문할 필요가 없어진다. 사진까지 첨부하면 더 원활해진다.

특이점이 있는가? 따뜻한 집에서는 불필요하겠지만, 굳이 모자를 쓰려는 경향이 있다면 이를 기록해야 한다.

어떤 사람인지 잘 드러내는 문구가 있는가? '그는 항상 열심히 일했다.', '정치적 올바름을 표현하고자 했다.' 등의 문구는 직원이 환자를 명확히 파악하는 데 도움이 된다.

아침에는 언제 일어나기를 선호하는가?

그룹 활동을 좋아하는가? 혹은 일대일을 선호하는가?

요양원에서는 돌봄의 모든 측면과 전반적인 복지에 관해 정기적으로 검토한다. 이러한 논의에서 당신은 환자의 옹호자 역할을 해야 한다. 따라서 사전 대화를 통해 그의 불편함이나 의견을 알아 두면 좋다.

물론 이러한 과정을 거쳐도 환자가 소란스럽게 불안감을 표출하는 것을 막을 길은 없다.

이밖에 환자의 주요 이력도 추가한다. 다음은 몇 가지 예시들이다.

- 성장한 도시나 마을
- 학교 교육
- 업무(주요 기술)
- 관심사 및 취미(좋아하는 영화, 책, 휴가지 등은 대화의 주요 소재임)
- 종교적 신념 및 관습(삶의 중요한 일부인 경우)

직원이 바라는 것은 환자와의 관계를 발전시키는 일이다. 이를 위해 친척과 친구의 도움을 받아 더 많은 정보를 얻고, 발생 가능한 문제를 해결할 자원으로 삼는다. 요양원의 높은 이직률을 고려해 항상 직원과 주도적으로 대화하고 정보를 숙지한다.

직원이 환자의 장례식에 참석했다가 미처 몰랐던 사실을 발견하게 되는 일이 일어나서는 안 된다. 좀 더 일찍 알았다면 돌봄의 질을 높일 수 있었겠다는 후회를 남기지 말아야 한다.

환자 방

환자가 알아볼 수 있는 무언가를 방문에 붙여 두는 게 좋다. 사진이 자주 활용되나 혼동의 여지가 있다. 치매가 진행된 여성은 최근에 찍은 자신의 사진을 보고 어머니라 여기기도 한다. 오래된 포스터, 좋아하는 반려동물 사진, 옷 등으로 다양하게 시도한다. 적절한 물건을 붙여 두면 환자가 정체성을 확립하는 데 유용할 뿐 아니라 다른 방으로 잘못 들어가는 것도 방지한다.

환자의 방에는 가구, 사진, 여행 기념품, 그림, 책, 잡동사니 상자와 같은 친숙한 물건, 즉 지속성을 위해 엄선한 여러 물건을 비치한다.

옷이 충분한지 확인하라. 제대로 맞지 않는 옷을 입는 것은 남의 옷을 걸치는 것만큼 보기 싫고 잘못된 일이다.

요즘 요양원의 일부 방에는 가구가 비치되어 있지 않아 개인별로 가구와 소품을 활용할 여지가 많다. 벽에 걸린 사진이나 물건을 가리는 식으로 가구를 배치해서는 안 된다. 환자에게 잘 보이도록 적절한 높이에 두는 것이 바람직하다.

과거에 즐겼던 일을 사소하게나마 느끼게 하면 자신이 여전히 방의 주인이라고 인식한다. 예를 들어 방에 차와 커피가 담긴 주전자나 비스킷을 놓아 둔다.

데이케어

치매 환자는 정기적으로 데이케어에 참여하는 경우가 많다. 이때 주요 정보가 기재된 간단한 시트를 직원에게 제공하면 잠재적인 의사소통 문제를 해결하는 데 큰 도움이 된다.

병원

치료를 위해 종종 병원에 입원할 때도 있다. 바쁘고 시끄러운 병원 환경은 스트레스와 불안감을 줄 수 있다. 모든 직원이 치매 인식 교육을 받지는 않지만, 과거에 비해 환자 정보를 더 많이 요구한다는 사실을 염두에 두라. 다만, 요양원과 마찬가지로 직원에게 가장 중요할 만한 몇 가지 사항을 간략히 제공해야 한다. 침대 옆에 사본을 올려 두는 것도 추천할 만하다.

병원은 정해진 시간에만 방문이 허용된다. 이는 낮이든 밤이든 언제나 가족과 친구가 필요한 어린이 병동과 대조적이다. 그런데 치매 환자도 별반 다르지 않다. 가까운 사람과 함께 있으면 불안감이 줄고 입원 기간이 단축될 수 있다.

또한 염려되는 모든 사안에 대해 직원의 질문에 답하고 환자를 옹호하는 역할을 할 사람이 필요하다. 운영상 허용된다면 환자가 침대 옆 의자에 누워 잘 수도 있다. 때로는 이러한 문제 때문에 싸워야 할 상황도 발생한다.

입원 중인 환자가 거동할 수 있는 경우 이름과 병동 등 기본 정보가 적힌 엽서 크기의 메모를 소지하도록 한다. 목에 줄을 걸거나 손목 밴드를 활용하는 등 눈에 잘 띄는 곳에 착용하면 좋다. 정보 시트가 들어 있는 비닐 주머니를 보행 보조기에 부착하거나, 가방을 허리에 차는 방법도 효과적이다.

친척과 함께 이사하기

환자는 일시적 또는 영구적으로 친척이나 친구와 함께 살 수 있다. 전일제 간병인이 동거하는 경우도 있다. 어떤 형태이든 익숙한 물건이 많은 실내 공간을 유지함으로써 새로운 환경에 최대한 빨리 적응하도록 돕는다.

결론

이 책이 많은 도움이 되었기를 희망한다. 치매 환자를 돌보는 일은 매우 힘들 수 있으며, 특히 말기에는 인내심이 한계에 이르기도 한다. 이 같은 어려움을 인정한다 해도, 돌봄이 주는 보람이 크고 최적의 소통을 통해 더 많은 것을 이룰 수 있음을 기억해야 한다.

의사소통은 인간다움의 핵심을 이루는 중요한 주제다. 가능한 한 오래 길을 열어 두고 원활히 작동하도록 도우면 환자의 삶을 질을 높일 수 있다. 이 과정에서 발생하는 높은 수준의 스트레스를 줄이는 데 이 책이 일조할 것이다. 환자가 최대한 독립성을 누리고 자신의 집에 좀 더 오래 머무는 데에도 기여할 것이다.

의사소통과 치매에 관해 고려할 사항이 많지만, 몇 가지 핵심 원칙을 항상 염두에 두어야 한다.

환자가 변할 수 없으니 당신이 변화해야 한다.
기존의 소통 방식은 더 이상 유용하지 않다.
환자의 정신적 처리 부담을 최소화한다.
새로운 학습을 최소화한다.
가능한 한 직접적인 질문은 피한다. 묻지 말고 말하라.
정정하거나 반박하지 말아야 한다.

출처 및 감사의 말

이 책을 집필하기 위해 많은 공식 및 비공식 자료를 참조했습니다.

우선 저는 언어재활사로 일하면서 다양한 사람과 상황을 접한 경험이 있습니다. 그 과정에서 친척, 친구, 간병인이 종종 겪는 의사소통의 어려움과 상황을 개선할 방법이 많지 않다는 느낌을 받았습니다. 제가 알고 있는 효과적인 방법을 어떻게 설명할지 고심하던 중 학술적이지 않으면서도 간략한 내용의 핸드북을 떠올렸습니다.

저는 TV, 라디오, 인터넷을 통해 뉴스를 접합니다. 치매와 관련된 수많은 문제들로 얼마나 많은 이들의 삶이 영향을 받는지 알고 있습니다. 요양원의 학대 행위, 의학적 혁신, 권장되는 생활 양식의 변화, 생활 편의를 위한 숙소 변경, 간병인의 고충 등 거의 매일 새로운 뉴스가 쏟아지고 있습니다. 이는 소중한 정보가 되며, 치매 관련 쟁점을 새롭게 바라보고 돌봄 인력의 경험을 공유하도록 도와줍니다. 기억할 점은, 대부분 의사소통 문제와 연관된다는 사실입니다.

저는 다양한 책과 논문, 리플렛을 읽고 고민했습니다. 치매 환자를 돌보고 있다면 저처럼 치매에 관한 책을 읽어 보기를 권유합니다. 지역 보건 당국과 알츠하이머협회, BUPA 등의 단체에서 발행하는 수많은 팜플렛부터 검토하면 매우 유용합니다. 이는 온라인, 관련 기관, 보건소, 사회복지관, 도서관 등에 비치되어 있습니다.

스털링 대학교 명예 교수이자 2005년까지 치매서비스개발센터의 책임자였던 메리 마샬 교수님께 특별히 감사드립니다. 그녀는 치매 치료를 이끈 전문가이며 왕립 노인장기요양위원회 등 노인 관련 위원회와 여러 이사회에서 활동해 왔습니다. 무엇보다 제 원고를 친절하게 읽어 주시고 현명한 의견과 비판, 제안을 아끼지 않으셨습니다. 그중 대부분이 이 책에 반영되었습니다.

또한 책과 기사를 찾는 데 큰 도움을 준 에일린 리처드슨 매니저(스털링 대학교 아이리스 머독 빌딩 치매서비스개발센터 내 도서관 및 정보 서비스)에게도 감사의 말씀을 전합니다.

콘스터블 앤 로버트슨의 편집자인 니키 리드와 자일스 루이스는 귀중한 도움과 지침을 제공했습니다. 원고를 전문적으로 확인하고 수정해 준 니키 교파리에게도 감사드립니다.

제 대가족 중에는 꽤 오랫동안 치매를 앓고 계신 분들이 많습니다. 이들과 간병인들이 직면한 어려움을 보면서 저 역시 많은 것을 배울 수 있었습니다.

책을 쓰는 것은 하나의 여정입니다. 혼자서 그 과정을 겪을 필요가 없어 다행이었습니다. 언제나처럼 주디가 제 곁에 있었으니까요.

유용한 웹사이트

유용한 정보가 포함된 일부 웹사이트 목록은 다음과 같다. 물론 더 많은 웹사이트가 존재하며, 개인의 특정 상황에 관해 검색하면 보다 유용한 도움과 정보를 얻을 수 있다.

일부 웹사이트 주소에 '알츠하이머'가 포함되어 있지만, 모든 유형의 치매를 다룬다는 점에 유의하라.

알츠하이머협회

www.alzheimers.org.uk

잉글랜드, 웨일스, 북아일랜드에 적용됨

알츠하이머 스코틀랜드-치매 관련 조치

www.alzscot.org

NHS

www.nhs.uk/conditions/dementia-guide/pages/about-dementia.aspx

치매서비스개발센터

www.dementia.stir.ac.uk

Bupa

www.bupa.co.uk/health-information/Directory/D/dementia

청력 손실 관련 조치

www.actiononhearingloss.org.uk

왕립 시각장애인연구소

www.rnib.org.uk

유튜브

www.youtube.com

국립문서보관소

www.nationalarchives.gov.uk/films

스코틀랜드 스크린 아카이브

www.ssa.nls.uk

시간 공유 사진

www.sharetimepictures.com.au/Judi-Parkinson---Producer.php

메모리 뱅크

www.memory-bank.org

노도프 로빈스

www.nordoff-robbins.org.uk

액티브 마인드

www.active-minds.co.uk

토킹 매트

www.talkingmats.com

참고 문헌

도서

Aldridge, D. (ed) (2000) Music Therapy in Dementia Care. More New Voices. London: Jessica Kingsley.

Bayley, J. (1999) Iris: A Memoir of Iris Murdoch. London: Abacus.

Bell, V. and Troxel, D. (2002) The Best Friends Approach to Alzheimer's Care. Baltimore: Health Professions Press.

Bonner, C. (2005) Reducing Stress-Related Behaviours in People with Dementia. Care-based Therapy. London: Jessica Kingsley.

Bourgeois, M. S. (2007) Memory Books and other Graphic Cuing Systems: Practical Communication and Memory Aids for Adults with Dementia.

Baltimore, MD: Health Professions Press.

Buijsen, H. (2005) The Simplicity of Dementia: A Guide for Family and Carers. London: Jessica Kingsley.

Cheston, R. and Bender, M. (2003) Understanding Dementia: The Man with the Worried Eyes. London: Jessica Kingsley.

De Klerk-Rubin, V. (2006) Validation Techniques for Dementia Care: The Family Guide to Improving Communication. Baltimore: Health Professions Press.

Downs, M. and Bowers, B. (eds) (2008) Excellence in Dementia Care. Research into Practice. Maidenhead: Open University Press

Fournier, E. (2007) J'ai Commencé mon Eternité. Survivre au Déclin de l'Autre. Quebec: Les Editions de l'Homme.

Fournier, E. (2008) La Mère d'Edith. L'Alzheimer en trait d'union. Quebec: Les Editions de l'Homme.

Giuliano, B. (1996) Dementia Does Hurt. Narellan, NSW: Rose Education.

Grealy, J., McMullen, H. and Grealy, J. (2005) Dementia Care: A Practical Photographic Guide. Oxford: Blackwell Publishing.

Hodgson, H. (1995) Alzheimer's: Finding the Words: A Communication Guide for those who Care. Minneapolis, MN: Chronimed Publishing.

Jones, G. M. M. and Miesen, B. M. L. (2004) Caregiving in Dementia: Research and Applications Vol 3. Hove, UK and New York, NY: Brunner-Routledge Taylor and Francis Group.

Killick, J. and Allan, K. (2001) Communication and the Care of People with Dementia. Buckingham: Open University Press.

Killick, J. and Craig, C. (2012) Creativity and Communication in Persons with Dementia. London: Jessica Kingsley.

Kitwood, T. (1997) Dementia Reconsidered. The Person Comes First. Buckingham: Open University Press.

Kuhn, D. and Verity, J. (2008) The Art of Dementia Care. New York, NY: Thomson Delmar Learning.

Magnusson, S. (2014) Where Memories Go. London: Two Roads.

Powell, J. (2000). Care to Communicate: Helping the Older Person with Dementia. London: Hawker Publications.

Rau, M.T. (1993) Coping with Communication Challenges in Alzheimer's Disease. San Diego, California: Singular Publishing Group.

Sanderson, H. and Bailey, G. (2014) Personalisation and Dementia: A Guide for Person Centred Practice. London: Jessica Kingsley.

Santo Pietro, M. J. and Ostuni, E. (1997) Successful Communication with Alzheimer's Disease Patients. An In-Service Manual. Oxford: Butterworth-Heinemann.

Suchet, J. (2011) My Bonnie: How Dementia Stole the Love of My Life. London: Harper.

Tappen, R. M. (1997) Interventions for Alzheimer's Disease: A Caregiver's Complete Reference. Baltimore, MD: Health Professions Press.

Whitman, L. (ed) (2009) Telling Tales about Dementia. Experiences of Caring. London: Jessica Kingsley.

Young, T., Manthorp, C. and Howells, D. (2010) Communication and Dementia: New Perspectives, New Approaches. Madrid: Editorial Aresta.

논문

Baum, C. and Edwards, D. F. (2003) 'What a Person with Alzheimer's Disease can do: a Tool for Communication about Everyday Activities' in Alzheimer's Care Quarterly, 4 (2): 108–18.

Cox, S., Murphy, J. and Gray, C. (2008) 'How Effective is the Talking Mats Approach?' in The Journal of Dementia Care, 16 (3): 35–8.

Elkins, Z. (2011) 'Communication Bridges for Patients with Dementia' in Primary Health Care, 21 (10): 16–19.

Ellis, J. (2003) 'Music and Communication in a Person with Advanced Alzheimer's Disease' in Signpost, 8 (1): 27–9.

Ellis, M. and Astell, A. (2011) 'Adaptive Interaction: a New Approach to Communication' in The Journal of Dementia Care, 19(3): 24–6.

Gill, A. A. (2007) 'Father' in In Previous Convictions. Assignments from Here and There (London: Phoenix), 16–21.

Gleeson, M. and Timmins, F. (2004) 'Touch: a Fundamental Aspect of Communication with Older People Experiencing Dementia' in Nursing Older People, 16 (2): 18–21.

Goldfein, S. (2007) 'Supporting People with Early Stage Alzheimer's Disease: Communication Considerations' in Alzheimer's Care Quarterly, 8 (1): 26–33.

Haak, N. J. (2006) 'Communication the Heart of Caregiving' in Alzheimer's Care Quarterly, 7 (2): 77–83.

Hobbs, L. (2009) 'Communication and Dementia: How Can We Help Families?' in The Journal of Dementia Care, 17 (2): 20–1.

Hobson, P. (2012) 'Communication. Making Sense of What People with Dementia Say' in British Journal of Healthcare Assistants, 6 (7): 334–7.

Jootun, D. and McGhee, G. (2011) 'Effective Communication with People who have Dementia' in Nursing Standard, 25 (25): 40–6.

Murphy, J., Gray, C. M. and Cox, Sylvia. (2007) Communication and Dementia. How Talking Mats can help People with Dementia to Express Themselves. Project Report: Joseph Rowntree Foundation.

Parkinson, J. (2010) 'The Creation of Non-Verbal Communication Tools to Assist Social Interactions for People with Dementia and Alzheimer's Disease' in Signpost, 15 (1): 33–7.

Ryan, E. B., Bannister, K. A. and Anas, A. P. (2009) 'The Dementia Narrative: Writing to Reclaim Social Identity' in Journal of Aging Studies, 23 (3): 145–57.

Stevenson, L. (2008) Hearing the Voice: Improving Communication with a Person with Dementia. Study Guide: Dementia Services Development Centre, Stirling University.

Schweitzer, P. and Bruce, E. (2008) 'Reminiscence, Communication and Conversation' in The Journal of Dementia Care, 16(5): 18–20.

Walker, B. (2007) 'Communication: Building up a Toolkit of Helpful Responses' in The Journal of Dementia Care, 15 (1): 28–30.

색인

국문 찾아보기

ㄱ

ㄴ

ㄷ

ㅁ

ㅂ

ㅅ

ㅇ

ㅈ

ㅊ

ㅌ

ㅍ

ㅎ

영문 찾아보기

A

C

P

R

S

V

W